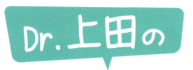

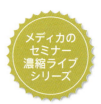
メディカの
セミナー
濃縮ライブ
シリーズ

Dr.上田の もうダマされない 身体診察

AR動画で所見がわかる！

バイタルサインのみかたと
フィジカルアセスメント

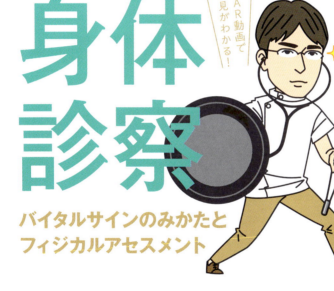

上田剛士
洛和会丸太町病院 救急・総合診療科 部長

JN200245

MC メディカ出版

はじめに

　筆者は総合診療科医です。いわゆる"専門"はありませんが、どのような症状であっても対応できるように日々努力しています。

　「困った人は助けたい」という気持ちから救急車を断らない病院づくりをしています。一人の患者を一人の人として診るために、多職種で話し合いながら集中治療だろうと往診だろうと最後まで責任をもって診られるシステムづくりにも注力してきました。専門性を持たない自分のスタイルは医師としては多くはないものです。しかし「自分の専門ではないから」と看護を断る看護師はいないことから分かるように、看護の世界ではすべての疾患を分け隔てなく看ることは珍しくないでしょう。そういった意味において、われわれ総合診療科医は看護師と最も近い立場にいる医師かも知れません。

　今まで筆者が目の前の患者さんを診るために培ってきた知識の中でも、特に看護領域と共通する身体診察（フィジカルアセスメント）を取り上げ、「明日の看護が変わる」と謳ったセミナーを開催してきました。この度、セミナーでは語り切れなかった内容や解説を加え、新たに書籍として発刊することになりました。

　看護師数は医師数の約5倍です。患者さんの傍に寄り添っているのは看護師です。状態が変化した場合に真っ先に気付くのも看護師です。医療の最前線にいるのは看護師なのです。この書籍が皆さんの明日の看護を変えることで、「明日の医療」がより良い方向に変わることの一助となれば、筆者としては望外の喜びです。

2019 年 9 月

Takeshi Ueda

Contents

目 次

Dr. 上田の
もうダマされない
身体
診察

バイタルサインのみかたと
フィジカルアセスメント

はじめに ……………………………………………… 3

メディカARの使い方 ……………………………… 8

1時間目 症例から学ぶバイタルサインの重要性

「命にかかわる」のがバイタル ………………………… 10

バイタルサインって何ですか? ……………………… 11

ショックを見逃さない! ……………………………… 13

呼吸数は忘れてはならないバイタルサイン ………… 30

呼吸の種類 …………………………………………… 35

バイタルサインは嘘をつかない ……………………… 39

重症度の判定は体温以外で …………………………… 41

治療過程は呼吸数でみる ……………………………… 46

高齢者では普段のバイタルサインとの比較も大事 …… 51

客観的なバイタルサインの評価 ……………………… 53

2時間目 肺の診察

連続性ラ音は吸気か呼気かで区別する ……………………………… 62

断続性ラ音では肺底部の聴取を忘れずに！ ……………………… 72

呼吸音が弱いときに考えることは？ ……………………………… 81

呼吸不全、呼吸が原因？ 心臓が原因？ ………………………… 91

3時間目 心臓の診察

収縮期雑音は3つを鑑別 …………………………………………… 100

首は大事 ……………………………………………………………… 110

頸静脈は情報を握っている ……………………………………… 112

頸静脈の見方 ……………………………………………………… 116

脈で心房細動を見つけよう ……………………………………… 124

4時間目 腹部の診察

腹膜刺激徴候に注意！ …………………………………………… 130

心窩部痛と冷や汗は心血管系疾患の除外から ……………… 141

悪寒戦慄は緊急事態！ …………………………………………… 145

高齢者が入院中に発熱したら観察するのは？ ……………… 152

火を見るより明らか？ 肝疾患の所見 ………………………… 154

尿閉は聴性打診でみる …………………………………………… 160

5時間目 転倒の診察

転倒をみたら疑うべきことは？ ………………………………… 170

身体診察で脆弱性骨折を見抜く ………………………………… 177

6時間目 神経系の診察

"単なる"せん妄でよい5か条 ……………………………………… 188

低血糖は訴訟になる ……………………………………………… 195

意識障害をみたときは? …………………………………………… 197

「何となくおかしい」は意識障害の可能性あり …………………… 198

慢性硬膜下血腫に転倒歴は不要 …………………………………… 201

脳血管障害は上肢の筋力左右差でみる ………………………… 205

質疑応答 教えて！ 上田先生

Q 病棟では発熱する患者さんがよくいます。ドクターにはどのように報告すればよいですか? ……………………………………… 216

Q パーキンソン病の患者さんです。普段から90mmHgぐらいの血圧ですが、時々70mmHgになることがあります。ショックはどう判断すればよいですか? ……………………………………… 217

Q 車椅子に移乗すると血圧がとても下がってしまう患者さんがいます。どのようなことに注意すればよいですか? ……………… 217

Q 坐位で意識がなくなることを繰り返しています。大丈夫ですか? …………………………………………………………………… 218

Q 普段から高血圧と心房細動がある場合、ショックの判断は血圧と脈拍数だけでよいですか? ……………………………… 220

Q 入院中の痰吸引実施の判断基準はありますか。Stridorがあれば吸痰しておいた方がよいですか? ……………………… 220

Q 無気肺での体位ドレナージの際、どのタイミングで吸引すればよいですか? うまくいかない場合、タッピングをしても問題ないですか? ……………………………………………………… 221

Q 解熱薬を投与するときの判断基準やタイミングを教えてください。 …………………………………………………………………… 222

Q クーリングする上での注意点はありますか? ………………… 223

Q 菌血症で熱が出ないことはありますか? …………………… 224

Q 脱水の観察所見が知りたいです。 ………………………… 224

Q 食事・水分摂取が困難な患者さんです。膀胱内に溜まっている尿が明らかに少ない場合、点滴をしながら自然排尿を待つべきか、それとも導尿するべきかという時間の目安はありますか？ ……… 225

Q 尿路感染症を繰り返す患者さんです。2回/週の導尿でいつも残尿が約100mLで、最終尿にはカスのようなものが出ています。尿路感染症を繰り返すのは残尿が原因ですか？ ………………… 226

Q 呼吸数の測定が大事とのことですが、バイタルサインの測定時に毎回測った方がよいですか？ 何回以上を異常だと考えればよいですか？ ………………………………………………… 227

Q 低血糖＝意識障害、昏睡というイメージだったのですが、興奮することもあるのですか？ どういうレベルの低血糖でそういった状態になるのですか？ ………………………… 228

Q 高齢者の転倒時の対応についてです。激痛がなければベッドや車椅子に移乗させて、落ち着いてからバイタルサインを測ればよいと思うのですが、動かすことに慎重になった方がよい状況や症例はありますか？ 何が何でもバイタルサイン測定が先ですか？…… 228

Q 高齢者でバイタルサインはいつもと変わりないけれど、「何となくいつもと違う」「元気がない」場合、どのようなことに気を付けるべきですか？ ………………………………………… 229

Q 腹水と肥満はどう区別したらよいですか？ 確定診断はエコーですか？ ………………………………………………… 230

索引 ………………………………………………………… 234

著者紹介 …………………………………………………… 239

「メディカ AR」の使い方

「メディカ AR」アプリを起動し、 AR動画 ▶ マークのついた図をスマートフォンやタブレット端末で映すと、動画を見ることができます。

■アプリのインストール方法

お手元のスマートフォンやタブレットで、App Store（iOS）もしくは Google Play（Android）から、「メディカ AR」を検索し、インストールしてください（アプリは無料です）。

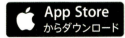 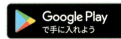

■アプリの使い方

①「メディカ AR」アプリを起動する

②カメラモードで、マークがついた図全体を映す
↓
コンテンツが表示される

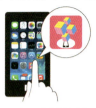

※カメラへのアクセスを求められたら、「許可」または「OK」を選択してください。

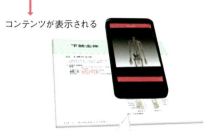

○ 正しい例　　× 誤った例

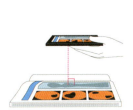
頁が平らになるように本を置き、マークのついた図とカメラが平行になるようにしてください。

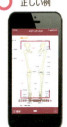 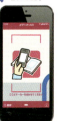
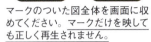
マークのついた図全体を画面に収めてください。マークだけを映しても正しく再生されません。

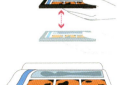
読み取れないときは、カメラをマークのついた図に近づけたり遠ざけたりしてください。

*アプリを使用する際は、Wi-Fi 等、通信環境の整った場所でご利用ください。
*iOS／iOS、Androidの機種が対象です。動作確認済みのバージョンについては「メディカAR」サイトをご確認ください。　https://www.medica.co.jp/topcontents/ng_ar/
*AR コンテンツの提供期間は本書発行日（最新のもの）より3年間有効です。
　有効期間終了後、本サービスは読者に通知なく休止もしくは終了する場合があります。
*AR コンテンツおよび動画の視聴は無料ですが、通信料金はご利用される方のご負担となります。
　パケット定額サービスに加入されていない方は、高額になる可能性がありますのでご注意ください。
*アプリケーションダウンロードに際して、万一お客様に損害が生じたとしても、当社は何ら責任を負うものではありません。
*当アプリケーションのコンテンツ等を予告なく変更もしくは削除することがあります。
*通信状況、機種、OSのバージョンなどによっては正常に作動しない場合があります。ご了承ください。

「メディカ AR」

1時間目

症例から学ぶ
バイタルサインの
重要性

「命にかかわる」のがバイタル

　皆さん、おはようございます。僕は京都にある洛和会丸太町病院で総合診療を担当しています。総合診療とは、言ってみれば「来た患者さんは何でもみるよ」というスタイルです。あまり多くはないものですから、いろいろなところで取り上げてもらって、NHKの『総合診療医ドクターG』にも出演させてもらいました。よくよく考えると、「何でもみるよ」というのは、看護師さんの領域ですよね。看護師さんは、クリニックや病院に来られた方がどんな病気であろうとみなければならない立場ですね。疾患にとらわれずにという意味で、われわれ総合診療医と共通する部分がかなりあります。

　どんな患者さんにでも役立つものとなると、基本的なものを見直す必要が出てきますね。その代表的なものがバイタルサインです。「バイタル」とは、もともとどういう意味かご存じですか？

　「バイタル（vital）」には、「生命」とか「命にかかわる」とか「一番大事な」という意味があります。あまり一般的に使う用語ではないですよね。例えば恋人から、「君は俺のバイタルだ」なんて告白された人はいますか？ そんなことを言われたら「何を言っているんだろう？」と思いますよね。このようにバイタルという用語は一般的ではないのですが、実は、小学校で習う言葉にも「バイタル」と同じ語源のものがあります。どんな言葉か分かりますか？

　生きるために必要な栄養素は、タンパク質・脂質・糖質の三大栄養素にミネラルとビタミンを加えたものです。このビタミンの語源は、vital

Vital＝生命、命にかかわる大事な

三大栄養素 ＋ ミネラル ＋ ビタミン ＝ 生存に必要な栄養素

Vital + Amine

$$\ddot{N}\, \substack{R^1 \\ R^2} R^3$$

＋ amine だそうです。amine（アミン）は、少しややこしいのですが、窒素を中心として3本の枝がついている化合物です。アミン化合物の中で、体がつくることができないものをビタミンと呼びます。ビタミンは生命維持に必要なアミン化合物ということです。確かにすごく大事な物質ですね。

バイタルサインって何ですか？

　皆さん、バイタルサインと言われたとき、パッと何が浮かびますか？バイタルサインにはいくつかありますよね。古典的な4つのバイタルサインは思い浮かぶでしょうか。それは血圧、脈拍数、呼吸数、体温の4つです。でも、臨床に出てからの期間が長くなればなるほど、呼吸数の代わりにサチュレーションを思い浮かべる方がどんどん増えるのではない

バイタルサインとは

❖ 4 つのバイタルサイン
- **血圧**　収縮期血圧が 100 ～ 140mmHg
- **脈拍数**　50 ～ 100 回 / 分
- **呼吸数**　12 ～ 20 回 / 分
- **体温**　腋窩で 35.5 ～ 37.0℃

❖ 古典的ではないが、含むことがある項目
- **意識**　最も早期に第 5 のバイタルサインとしての名乗りを上げる。
- **SpO₂**　測定が簡便であり、呼吸数よりも頻用されている。
- **痛み**　特に救急外来や担癌患者で第 5 のバイタルサインと言われる。
- **尿量**　循環不全の有用な指標だが、測定に時間がかかる。

かなと思うんですが、どうでしょうか？ サチュレーションも大事なんですが、これは古典的な 4 つのバイタルサインには含まれません。言うならば 5 番目のバイタルサインですね。

　5 番目のバイタルサインには、いくつも候補があります。1 つ目は意識です。意識は重症度とすごく関連が強いんですよ。死亡率と関連が強いので、第 5 のバイタルサインとしては、最も早期に名乗りを上げていますし、有用だという報告が多いですね。

　次にサチュレーション。これは便利ですね。病棟でもすぐチェックすることが多いですし、外来にもパルスオキシメーターが置いてあって、呼吸器外来でもチェックしたりすると思います。

　そして痛み。痛みをバイタルサインに入れるという感覚はあまりないかもしれませんが、救急外来で冷や汗をかくような激しい痛みのある患

者さんは重篤ですので、トリアージをワンランク上げた方がいいですね。担癌患者さんなどターミナルケア領域では、痛みは真っ先に取らなければいけない苦痛ですよね。ですので、これらの分野では第5のバイタルサインと言われることがあります。集中治療領域では尿量をバイタルサインとして扱うこともありますけれども、すぐにチェックできないことがデメリットになります。

ショックを見逃さない！

ショックとは？

バイタルサインの落とし穴を順番に取り上げてみようと思います。まずはショックです。

ショックとは

❖急激な全身的な組織血液灌流低下により、細胞障害を来すことを示す。
❖収縮期血圧 ≦90mmHg が最も簡便な指標。普段より 30mmHg 低い血圧も同様に扱う。

皆さん、ショックという単語を聞いただけで、パッと定義は思い浮かびますか？ たぶん学生の頃だと、「失恋のショック」などのイメージの方が強いんじゃないかなと思うんですが、医学的には違う意味合いで使います。

ショックの定義には、堅苦しい言葉が使われています。日本救急医学会のホームページからショックの定義を抜き出してくると、こう書いてあるんですよ。「急激な全身的な組織血液灌流低下により、細胞障害を来すことを示す」。何だか難しいですよね。この定義が分かりにくいので、一般的には血圧が低い状態をショックとして使っているのではないでしょうか。例えば、収縮期血圧が90mmHg以下の場合をショックとして扱っているのではないかな、と思います。血圧は人によって違いますので、普段よりも30mmHg以上低い場合も同様に考えた方がよいですね。

もちろん血圧も大事なんですけれども、血圧以外にもチェックしたいことがあるんですね。例えば、顔色が妙に悪い、ぐったりしている、冷や汗をかいている、脈を触れない、呼吸がしんどそうといった所見があると、気持ち悪いですよね。こういったものがショックではないかと疑うきっかけになります。

これらは「蒼白（pallor）」「脱力（prostration）」「冷汗（perspiration）」「脈拍触知不能（pulseless）」「呼吸不全（pulmonary insufficiency）」の5つの頭文字を取ってショックの5Pとも言われます。これらの中で、最も客観的に評価できる脈拍触知について考えてみましょう。

⊘ 血圧がどれくらいあれば脈を触れる？

血圧がどのぐらいあれば脈を触れるのでしょうか？ 聞いたことはありますか？ 60-70-80ルールというのがあるんです。橈骨動脈拍動が触れれば収縮期血圧は80mmHgと言われています。

実際に調べた研究があります。右ページの図を見てください。赤丸が収縮期血圧です。橈骨動脈の拍動触知では、50mmHgぐらいの人が1人いますが、そのほかはだいたい80mmHg前後ですね。大腿動脈拍動

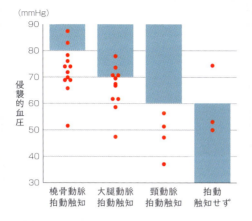

[Deakin CD, Low JL. BMJ. 321（7262），2000, 673-4 より］

を触れるのは平均すれば70mmHgぐらいです。頸動脈拍動が触れると60mmHgだと言われてきましたが、2000年になって調べ直したこの研究では、頸動脈の拍動が触れても全員が60mmHgより低く、実は50mmHgぐらいだったと報告されています。60-70-80ルールが一般的に使われてきましたが、どうも違うようです。

　僕が感動した医学書（？）があるんですよ。ドラマにもなりましたね。『JIN―仁―』です。これになかなか素晴らしいことが書いてあるんですよ。「橈骨動脈を触知できれば、血圧は80」。そして「頸動脈で脈を触知できる。収縮期血圧は50mmHgくらいか」。60-70-80ルールだとすると頸動脈拍動は60mmHgのはずなのに、ここでは50mmHgと書いてある。『JIN―仁―』は最新のエビデンスに基づいて作られた、なかなかよくできている医学書ですね。

15

◯ 血圧は下がりだしたら止まらない

　それでは皆さん、実際のケースで考えてもらいましょう。このケースは他院の症例を提供いただいたものです。

症例1　**40歳女性　異所性妊娠**

❖腹痛にて救急外来を受診し、異所性妊娠と診断。
　緊急手術となった。
❖1,450mL の腹腔内出血認めたが、手術は問題なく施行され、大量補液にて血圧安定し、退室。

　中学生の娘さんがいる 40 歳の女性です。お腹が痛いということで、救急外来を受診したんですね。いろいろ検査をして、最終的に異所性妊娠ということが分かり、緊急手術となりました。1,450mL と、かなり大量の腹腔内出血をしていたんです。体の中の血液量は 5L ぐらいですから、3 分の 1 ぐらいが漏れ出てしまったんですね。非常に重篤な状態です。

　手術自体はうまくいきました。たくさん点滴をし、状態が落ち着いていたので病棟に戻ってきました。皆さんは病棟でこの患者さんを受け持った、という観点で見てください。

　申し送りでいろいろ聞いてみますと、救急外来に来られたときの収縮期血圧が 110mmHg ぐらい。その状態から、手術室に行く前に血圧がガクッといったん下がったんですね。ショックになったんですけれども、慌てて下肢を挙上して手術室に運び込みました。手術をしたら 1,450mL の大量の出血がありましたが、その後、血圧は戻りました。この状態で

症例1の血圧の推移

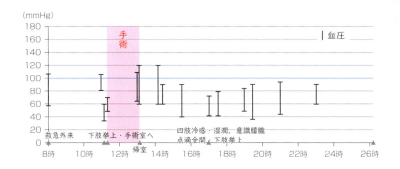

皆さんは引き継いだわけです。

その後、17時くらいに収縮期血圧が80mmHgを切るぐらいまで下がって、点滴全開・下肢挙上で90〜100mmHgに戻った経緯があります。その後の血圧は落ち着いており、そのまま深夜帯になりました。そして午前2時の見回りです。この状態で何が起こったのでしょうか。ここで起こったことは心停止（CPA）です。非常に怖いですね。なぜこんなことが起こってしまったのでしょうか。予測できなかったのでしょうか。

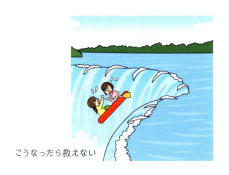

こうなったら救えない

これはナイアガラの滝です。ものすごい勢いですね。どんな泳ぎが上

手な人でも、ナイアガラの滝を落ちていっている人を救うことは絶対できないですね。血圧が下がるということは、こういうことなんです。下がりだしたら止まらないんです。だから、血圧が下がる前に見つけたいんですよね。この症例でも、病棟にいて一見、落ち着いているのかなと思う状態で、「これはおかしい」と気付いてほしいんです。

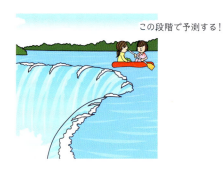
この段階で予測する！

低血圧がなくてもショックを疑う！

急性出血に対するバイタルサインの変化

	Ⅰ度	Ⅱ度	Ⅲ度	Ⅳ度
推定出血量 （循環血漿量に対する割合）	<15% (<750mL)	15〜30% (750〜1,500mL)	30〜40% (1,500〜2,000mL)	40%< (>2,000mL)
脈拍数（/分）	<100	>100	>120	>140
脈圧	正常	低下	低下	低下
収縮期血圧	正常	正常	<100mmHg	<70mmHg

[Rana MS, et al. BMJ Case Rep. 2010, pii：bcr0420102872 より]

血圧が下がる前にショックを疑うにはどうしたらいいのでしょうか？この表は、救急で働いている看護師さんは目にしたことがあるかもしれ

ません。外傷の患者さんによく使う表です。出血量が 15％未満だったら、Ⅰ度の一番軽い状態ですよ、ということを示します。このぐらいだと血圧は下がらないし、脈も正常ですね。

Ⅱ度のように、体の血液の 15 ～ 30％ぐらいが失われると、血圧は正常なんですが、脈が速い。Ⅲ度では出血量は 30 ～ 40％で、症例 1 はこの状態です。この状態になって初めて、血圧が下がります。脈はものすごく速くなります。でも、このⅢ度、あるいはⅣ度の 40％以上の出血でショックを見つけているようでは遅いんですよ。ここで見つけていたら、ダメです。

Ⅱ度の状態、つまり血圧が正常、でも脈が速い。この状態で見つけてほしいわけです。通常は交感神経刺激により、軽度の出血では血圧は低下しません。交感神経刺激症状である頻脈や末梢動脈が収縮して起こる手背の冷たさを見つけることが重要です。こういった状態では脈圧が低くなることも知られています。脈圧って何なのかということですが、収縮期血圧と拡張期血圧との幅ですね。例えば血圧が 90/60mmHg だったら、脈圧は 30mmHg です。血圧が 90/70mmHg だったら、脈圧は 20mmHg です。

脈圧が反映するものは？

脈圧は何を反映しているのでしょうか？ 収縮期血圧は、心臓の力そのものを反映していると思ってください。もちろんほかにもいろいろな要素が絡むんですけれど、非常に簡略化して考えたら、心臓がバーンと血液を送れば、収縮期血圧は上がるわけです。だから収縮期血圧は心臓の力そのものと考えます。

でも、拡張期には心臓は血液を送っていないですね。だから拡張期血

収縮期血圧と拡張期血圧

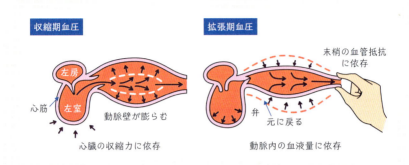

圧に心臓の力はあまり関係ないんですよ。拡張期には何が起こっているかというと、大動脈に溜め込んでいた血液が少し遅れてちょろちょろと流れているだけなんです。ちょろちょろと流れているこの圧は何で決まるかというと、末梢の血管抵抗なんです。水道の水をイメージしたら分かりやすいと思います。ホースでちょろちょろと水を流しているときには圧は全然高くないですけれど、キュッとつまむと、圧が上がって遠くまで飛びますよね。脈圧は、末梢の血管の締まり具合を反映しています。これは少し難しい話ではありますが、参考になることがあるので、アドバンスの知識として知っておくといいですね。

ということで、血圧が下がる前のⅡ度の状態でショックを見抜くには、頻脈を見逃さないことが大事です。もっと言うならば、Ⅰ度の段階で見つけたいです。血圧も脈拍数も正常なⅠ度の段階でショックを見つけるためにはどうしたらいいのでしょうか？

Ⅰ度では脈拍数も正常だし、脈圧も正常なんですね。でも、立たせたら脈が速くなります。例えば黒色便が出て、もしかしたら胃潰瘍かもしれないという患者さんでは、当院では必ず起立性変化が起こるかを

チェックするんです。立たせて、その状態で血圧が下がらないかどうかをみます。立たせたときに脈が速くなって、もう少しひどくなると、血圧が下がるということが起こります。これが出血で一番早く出る所見なんです。この所見があれば、「夜だけれど、胃カメラした方がいいかな」って考えるんです。それがなければ、「朝まで待ってみようかな」と思ったりするわけです。そのため起立試験で判断する。これは大事ですね。

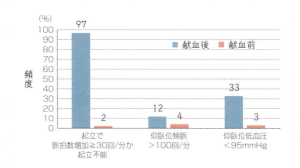

献血（630〜1,150mL）前後の起立試験

[McGee S, et al. JAMA. 281（11）, 1999, 1022-9 より]

　このことは献血患者でよく調べられています。血液を600〜1,200mL程度脱血して、これは結構な量ですけれど、そのときに仰臥位で血圧＜95mmHgとなるのは33%、頻脈＞100回/分となるのは12%だけだったそうです[3]。一方、起立させると脈拍数が30回/分以上増加する、もしくは立ちくらみで立っていられないという人は97%にも及びました。つまり、起立試験をすれば失血を見落とすことはほとんどないことが分かります。

個人的には覚えやすいように「20」を目安にして、起立時に収縮期血圧が 20mmHg 以上下がるか、脈拍数が 20 回 / 分以上増加したときに出血や脱水があると判断しています。

　ということで、出血性ショックで一番初めに出る所見は起立時の頻脈、そして起立性低血圧です。その後に仰臥位でも脈が速くなったり脈圧が小さくなったりします。脈が速くなったり脈圧が小さくなったりするのはどうしてかというと、交感神経が頑張っているんですね。交感神経が頑張って、心臓を頑張らせるので脈が速くなるし、血管がキュッと締まるので脈圧が小さくなるんですね。さらに状態が進行して、交感神経が頑張りきれなくなると初めて、仰臥位でも血圧が下がり出してⅢ度の状態に入るということですね。

⃝ 便利な指標、ショック指数

ショックはどれ？

1. 血圧 120/74mmHg、脈拍数　60 回 / 分
2. 血圧 100/78mmHg、脈拍数 104 回 / 分
3. 血圧　86/52mmHg、脈拍数　72 回 / 分

　ここで 3 人の血圧と脈拍数を出します。この中でショックはどれか、皆さん考えてください。

　そうなんです、これは 2 番がショックなんですね。3 番はたまたま外来にいた看護師さんの血圧です。

ショックはどれ？

1. 血圧 120/74mmHg、脈拍数　60 回 / 分
2. 血圧 100/78mmHg、脈拍数 104 回 / 分
3. 血圧　86/52mmHg、脈拍数　72 回 / 分

3 はもともと血圧の低い 20 代女性

❖ショック指数（脈拍数 / 収縮期血圧）≧ 1.0
はショック！
血圧だけや脈拍数だけの場合と比較して、
ショックに対して感度が高い。

　皆さんは脈拍数が速いというところでショックを見抜いたと思うんですが、一つの目安として、「ショック指数が 1 以上」を使うと分かりやすいです。ショック指数は脈拍数を収縮期血圧で割ったものですね。これが 1 よりも大きければショックです。もっと分かりやすい言い方をしたら、収縮期血圧と脈拍数とを比べてみて、脈拍数が大きければショック、脈拍数の方が小さければショックではないですね。これが判断の一つの目安になります。全員がそうなるわけではないですけれど、血圧だけ、脈拍数だけといった 1 つの指標だけを見るよりは、血圧と脈拍数をセットにしたショック指数をみる方が、例えば外傷で重症な人を見抜いたり、異所性妊娠で破裂してしまっているような人を見抜いたりする場合に、より診断に有用だと分かっています。ショック指数、ぜひ覚えてください。

1 時間目

症例から学ぶバイタルサインの重要性　ショックを見逃さない！

23

ショック指数をみる！

症例1の血圧・脈拍数の推移①

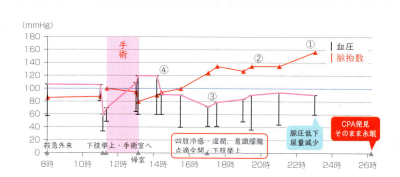

　さて、症例に戻りましょう。異所性妊娠で大量の腹腔内出血をした患者さんですね。この患者さんの情報が足りないのは気付きましたね。何が足りないですか？ 血圧のデータはありますけれども、脈拍数も欲しいと思いますよね。

　経過図に脈拍数を足しましょう。ピンク色のラインは収縮期血圧をみています。赤色のラインが脈拍数ですね。皆さんだったら、どこでドクターコールをするでしょうか。経過を逆行していきましょう。

① 脈拍数が150回/分を超えたあたり
② 脈拍数が120〜140回/分と頻脈が続いているタイミング
③ 血圧が80mmHgを切ったタイミング
④ もっと早いタイミング

　実は④でドクターコールをしてほしいんですよ。なぜかというと、ショック指数を見てください。脈拍数が収縮期血圧を上回るタイミングはここ

ですよね。ここがショックの始まりだったんですよ。この時点で、「先生、おかしくないですか」と一言かけてほしいわけです。

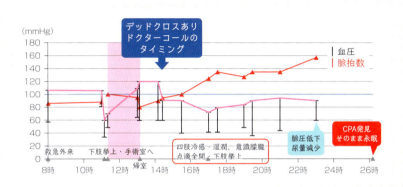

症例1の血圧・脈拍数の推移②

あまりよく使う言葉ではないんですが、インパクトのある表現として、デッドクロスという言葉があるみたいですね。収縮期血圧のピンク色の線と脈拍数の赤色の線が交わるところ、ここにバッテンができますね。このバッテンのあるところが死の十字架ということで、デッドクロスです。覚えやすいですね。

よく見ると、この経過図にはすごいヒントがたくさん隠れていました。四肢冷感・湿潤、意識朦朧、点滴全開・下肢挙上と書かれていますね。注意しなければいけないのは下肢挙上です。下肢挙上だけで様子をみるというのはダメです。ショック状態で血圧が下がっていっているときに、足を上げるだけで、患者さんの状態が良くなる理由はないですよね。出血しているんだったら、出血を止めないといけないですよね。

これが採血後に迷走神経反射で血圧が下がっているだけなら、下肢挙

上だけでよいです。迷走神経反射なら時間が経ったら元に戻ります。でも、今回はきっと何か良くないことが起こっているんです。何かショックになる理由があるんです。その原因を取ってあげないと良くならないのに、足を挙げて様子をみるというのはダメです。完全にナイアガラの滝を転げ落ちます。ですから、下肢を挙上すると同時にドクターコールです。

　経過図をよくよく見直すと、20時や21時に比べると23時に脈圧が小さくなっているのが分かりますか？　これはショックが進行してきているサインです。

症例1　ショック患者の教訓

- ❖血圧が下がってから気付くのは二流
- ❖ショック指数>1を見落とさない。
- ❖血圧低下に下肢挙上は一時しのぎ
  下肢挙上するならドクターコールも行う。

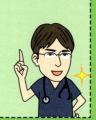

　上記が症例1から学んだことですね。血圧が下がってから気付くのでは、まだまだ二流ですね。ショック指数が1以上であることを見落とさない。これが大事です。血圧低下に対する下肢挙上は一時しのぎなので、下肢挙上するならドクターコールも行ってほしいと思います。

○ 臓器障害3つの窓

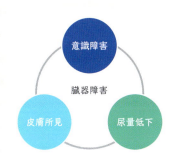

臓器障害3つの窓

　ショックとは、組織や臓器に血液がうまくいっていない状態でしたね。ですので大事なことは、組織や臓器に血液がいっているかを見極めることなんですね。本当は血圧だけをみていてはダメなんです。でも、臓器の障害と言われても、どこをみていいか分からないですよね。そこでちょっとバイタルサインから話は脱線しますが、臓器障害を見抜くための「3つの窓」をお教えします。「3つの窓」は何かというと、まず意識障害ですね。2つ目が尿量低下ですね。そして3つ目が皮膚の所見なんですね。意識が悪くなったり、おしっこが出ていないのはショックとして分かりやすいと思うんですけれど、この皮膚の所見というのは若干軽視されているかもしれません。

Mottling（斑状皮疹）

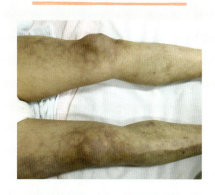

　具体的に皮膚の所見をみてみましょう。Mottling（モットリング）と言ったりする斑状皮疹がみられます。膝を中心に、網目模様の皮疹が見えます。こういったものをみた場合は「ショックかもしれない」と疑ってください。

毛細血管再充満時間が膝で5秒以上

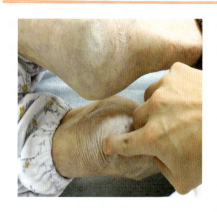

AR動画 ▶

あるいは、膝をぐっと押さえてください。色が白くなりますよね。その白くなったところの色が戻るのに5秒以上かかるのを「毛細血管再充満時間が延長している」と、ちょっと難しい表現をするんです。こういったものがみられれば、皮膚の血流が悪い、臓器障害がある、つまりショックだと言えると考えられています。

例えば敗血症性ショックで6時間治療してもMottlingが残っていたり、膝の毛細血管再充満時間が5秒以上に延長している場合は、予後がとても悪いことが分かっています[4,5]。これらは簡単な所見なので、ぜひみるようにしてください。

ショック患者さんの血圧が元に戻ったら、安心してよいでしょうか？実は血圧が元に戻っても安心できないんですよね。なぜかと言いますと、ショックで大事なのは、血圧ではなくて臓器障害だからです。では何でみればよいでしょうか？ まず意識が戻ること、そしておしっこが出ることです。でも、もしかしたら人工呼吸器につながっていて、意識は分からないかもしれないですね。おしっこは1時間、2時間と時間が経たないと分からないですね。そこで、どんな患者さんに対してもすぐに分かること、それが皮膚なんですね。皮膚の所見は血液検査やスワンガンツカテーテルのデータよりも早く改善することが知られています[6,7]。皮膚、すごいですね。

さらに、血圧が大丈夫でも皮膚の所見があれば、臓器障害はあると考えた方がよいです[8]。つまり、ショック患者さんでは皮膚をみることが必須なんですね。特に集中治療室で働く看護師さんには知っておいてほしいです。

呼吸数は忘れてはならないバイタルサイン

○ Vital is vital

症例2　特に既往のない30歳男性　咳

◆ 3日前からの咳嗽、熱感
◆ 市販の風邪薬で熱感は治まり、風邪と思ったが、明日は朝から忙しいので夜のうちにと思い、救急外来受診
◆ 血圧 140/90mmHg、脈拍数 62 回 / 分、体温 37.6℃、SpO₂ 96％
◆ 呼吸音に問題なく、研修医は肺炎の可能性は低いと考えた。

　症例2です。特に既往のない30歳男性です。3日前から咳と熱感があり、市販の風邪薬で「ちょっと良くなったかな」と思ったんですが、「翌朝早いので夜のうちに」と思って救急外来を受診しました。いわゆるコンビニ受診ですね。まだまだ修業が足りない若い研修医が、少しいらいらしながらみているという感じです。血圧は 140/90mmHg、脈拍数は 62 回 / 分で、ショックではありません。体温は 37 度 6 分で、確かに熱は少しあります。サチュレーションは 96％です。胸の音を聴いて、「ああ、音はきれいですね」と研修医は言っているわけです。

　上級医は診察状況を後ろから見ていたんですね。研修医が「まあ、風邪でしょう。じゃあ、外で待っていてください。風邪薬を出しますから」と言って帰そうとしたんです。そこで上級医はこう言ったんですね。

「甘〜い！」。

なぜ上級医は甘いと言ったのでしょう？ この後、上級医が胸部単純写真をオーダーして、肺炎が分かりました。なぜ肺炎が分かったのか不思議ですよね。これがバイタルサインの力です。

ここには書いていないバイタルサインがありますよね。古典的なバイタルサインは血圧、脈拍数、体温、呼吸数でしたね。呼吸数が書いていないわけです。呼吸数は見るだけで測れるバイタルサインです。だから直接、診察していない上級医でも異常に気付けたんです。でも、外来の血圧計や体温計、サチュレーションモニターでは測れないですよね。つまり自分で意識しないと測れないバイタルサインでもあります。

症例2

- ◆呼吸数を測定すると28回/分であった。
- ◆ラ音があるよりも、呼吸数≧20回/分の方が肺炎の可能性を上げる[9]。
- ◆体温＜37.8℃や脈拍正常＜100はラ音がないことよりも肺炎の可能性を下げる[9]。

◆Vital is vital

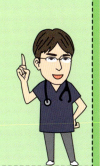

呼吸数を測ってみたら28回/分。めちゃくちゃ速いです。呼吸数の正常は12〜20回と言われますね。実は、胸の音が汚いことより呼吸が速いことの方が肺炎の可能性を上げるという報告があります[9]。逆に、熱がない、脈拍が正常であることの方が、胸の音がきれいだということよりも肺炎の可能性を下げるという報告もあります[9]。

つまり、身体診察の中で最も重要なのがバイタルサインなんですね。一番大事なのはバイタルサインだということで、われわれは「vital is vital」なんて言ったりします。

○ 感度と特異度って何？

肺炎の診断

	感度	特異度
呼吸困難	63	55
体温≧37.8℃か心拍数≧100回/分か呼吸数≧30回/分	96	20
CRP≧20mg/dL	36	96

［Metlay JP, et al. JAMA. 278（17）, 1997, 1440-5 および Müller B, et al. BMC Infect Dis. 7, 2007, 10 より］

感度とか特異度という言葉が苦手な人もいると思いますので、ここで簡単に説明しておきます。例えば、肺炎にかかっているかどうかをどうやって診断しているかを考えてみましょう。肺炎患者さんを100人集めてきたとしたら、呼吸が苦しいのは63人だと言われています。これを感度63％と表現します。また、バイタルサインに異常があるのは肺炎100人のうち96人にもなります。これを感度96％と言います。では、呼吸が苦しくないのと、バイタルサインが正常であるのと、どちらが肺炎の可能性を下げるかといったら、バイタルサインが正常であることの方が肺炎の可能性を下げることができます。つまり、感度の高い所見がなければ、その疾患を否定的にすることができるのです。バイタルサインが正常ならば肺炎の可能性は低いと考えてもよいですが、呼吸困難がないからといって肺炎を否定してはいけません。

一方、肺炎ではなかった人（感冒や心不全患者など）を100人集めてきたら、20人は先ほどのバイタルサイン異常がありません。これを特異度20％と表現します。逆に言うと、肺炎じゃない人100人のうち80人にはバイタルサイン異常があったわけですから、バイタルサインの異常（特異度の低い所見）があっても肺炎と決めつけてはいけません。さらなる診察や検査が必要です。

　もし肺炎を疑った患者さんでCRPを測ると20mg/dL以上あったらどうでしょうか。この場合、特異度は96％とされています。つまり、肺炎じゃない患者さん100人のうち4人にしか認められない異常所見です。これならば、肺炎の可能性がとても高いと言えます。特異度の高い所見が陽性ならば、その疾患の可能性は高いと言えるのです。

◯ 呼吸数の重要性

呼吸数の重要性

❖SpO₂は便利だが、呼吸数に代わるものではない。
- SpO₂ 100％でも呼吸数30回/分ならばおかしい。
- SpO₂ 92％で呼吸数が8回/分か30回/分では病態が異なる。

❖しかしながら、軽視されがち。
- トリアージ・ナースでも呼吸数＞20回/分は38％、呼吸数＜12回/分に至っては0％しか気付いていない[12]。

　サチュレーションは確かに便利なんですが、呼吸数に代わるものではないということだけは覚えておいてください。例えば、サチュレーションが100％で呼吸数が30回/分だった。これはどう考えてもおかしいわ

けです。過換気症候群なのかもしれないし、呼吸を速くするほかの要因があるのかもしれません。

　もしサチュレーションが低い場合はどうかというと、呼吸数が30回/分の場合と呼吸数が8回/分しかない場合とでは、病態が全然違います。肺が悪く、一生懸命呼吸してもサチュレーションが上がってこないような状況なのか、それとも呼吸を速くできないような要因があるのか、ということです。例えば、麻薬中毒の場合は呼吸が遅くなりますし、喘息がひどいときもハーッと息を吐くのに時間がかかってしまい速く呼吸できません。このように呼吸数だけでも多くのことが分かるのに、トレーニングされている米国のトリアージナースでさえも、呼吸数を軽視しているという報告があります[12]。何ともおかしい話ですね。

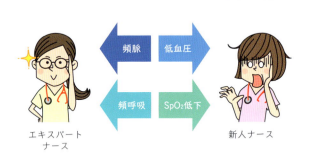

　気付いた方がいるかもしれませんが、頻脈と頻呼吸には同じような重要性があります。どういうことかというと、頻脈も頻呼吸も頑張っている状態ですね。この頑張っている状態で見つければ、重症な状態を早く

見抜けます。もし頑張りきれなくなったら、血圧が下がったりサチュレーションが下がったりしますが、この頑張れなくなった状態で見つけるのでは遅いのです。血圧が下がった、サチュレーションが下がったではなくて、脈が速い、呼吸が速い状態で「何かおかしくないかな？」と気付けるようになっていただきたいと思います。

呼吸の種類

呼吸リズムをみる

　呼吸数の重要性の話をすると、ドクターコールがすごく増えるんです。呼吸を数えるようになって、リズムがおかしいのに気付く看護師さんが増えるんですね。正常の方は、「吸って、吐いて、吸って、吐いて」と一定のリズムで呼吸をします。

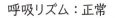

呼吸リズム：正常

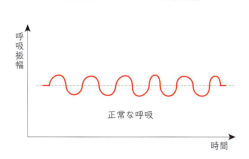

「深くなっていって、浅くなって、止まって、また深くなっていって、浅くなって」という呼吸があります。「吸って、吐いて、吸って、吐いて、そこで呼吸が突然止まったと思ったら吸って、吐いて、吸って、吐いて」という呼吸もあります。どちらが悪いと思いますか？

呼吸リズム：チェーンストークス呼吸

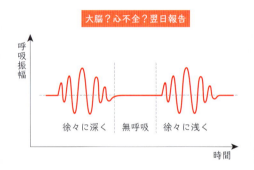

　「深くなっていって、浅くなって、止まって、また深くなっていって、浅くなって」という呼吸はチェーンストークス呼吸です。大脳に問題があるか、あるいは心不全か、この２つのうちのいずれかです。入院している患者さんの中には認知症の方もかなりたくさんいらっしゃいますので、そういった患者さんでは大脳にそれなりの傷を持っています。そうすると、チェーンストークス呼吸ってよくみられるんです。だから高齢者にみられてもあわてる必要はありません。

　ただし、今までになかったチェーンストークス呼吸が新しく出現し、「あれっ、何だか呼吸がおかしいな」とサチュレーションを測ったら、

96％ぐらいまでは上がるんですが、無呼吸で82％ぐらいに下がってしまう。そこで胸部単純写真を撮ったら心不全だった、という場合もあります。ほかのバイタルサインに問題がなかったらあまり気にしなくてよいですが、サチュレーションが低くなっていたり、体重が増えてきている、むくみが増えてきている場合には心不全かもしれないと考え、翌日に報告は必要でしょう。

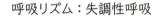

呼吸リズム：失調性呼吸

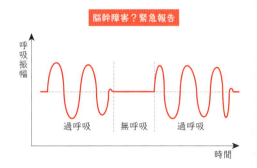

一方、もう一つの呼吸はどういう呼吸でしょう？「吸って、吐いて、吸って、吐いて、突然呼吸が止まって、また、突然吸って、吐いて、吸って、吐いて」。おかしすぎませんか？ 突然呼吸が止まるのには違和感がありますよね。この呼吸は失調性呼吸です。失調性呼吸とはどういうものかというと、呼吸が突然止まったり、呼吸のリズムがでたらめだったりするものです。ヤバそうでしょう？

呼吸のリズムがおかしかったり速かったりした場合は、30秒間、呼吸

数を数えて記録を残してほしいんですけれども、皆さんがおかしいかどうかを感じる一つの目安として、患者さんと一緒に呼吸をしてみるのがいいと思います。呼吸を合わせてみたときに、おかしいと感じるかどうかです。チェーンストークス呼吸では、同じような呼吸をしても苦しくありません。失調性呼吸では、その呼吸に付いていくのがしんどいです。突然呼吸が止まったり始まったりするので、うまく付いていけないです。頻呼吸の場合も、まねをして、しんどそうな速く深い呼吸を一緒にしてみるんです。そうするとただ呼吸の回数を数えるよりも、呼吸の異常を感じ取れるようになります。呼吸をまねするというのは大事だと思います。

症例2　肺炎患者の教訓

- 呼吸数も、忘れてはならないバイタルサイン
- 低血圧や低酸素血症はなれの果て。頻脈や頻呼吸で気付こう！

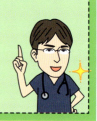

　症例2で学んだことは、呼吸数は忘れてはいけないバイタルサインであるということですね。低血圧や低酸素血症はなれの果てですので、頻脈や頻呼吸で気付きましょう。

バイタルサインは嘘をつかない

症例3　50歳男性　心窩部痛

❖肥満・高脂血症あり。
❖3時間前から心窩部痛で冷や汗と嘔気あり。
❖血圧 152/76mmHg、脈拍数 86 回 / 分、呼吸数 18 回 / 分、体温 37.6℃
❖心電図にて ST 低下を認め、以前の心電図とはわずかに異なる。

　次は症例 3 です。50 歳の男性です。肥満、高脂血症があって、3 時間前から心窩部痛と冷や汗、嘔気があります。バイタルサインは血圧が 152/76mmHg、脈拍数は 86 回 / 分で、ショックではないですね。呼吸も 18 回 / 分で大丈夫ですね。心電図では以前の心電図とわずかに異なり、ST 低下を認めています。診断は何でしょうか？

　動脈硬化の素因のある中年男性に心窩部痛がみられ、冷や汗と吐き気を伴う場合、真っ先に考える疾患は心筋梗塞です。以前と比べて心電図変化が少しあるので、僕たちも心筋梗塞だと思ったんです。循環器科の先生を呼んで心臓カテーテル検査を行ったところ、正常だったんです。結局、診断は胆嚢炎でした。

　胆嚢炎でもまれに心電図変化が出ることがあるんです [13]。この症例では後から、われわれ医師の中で、なぜ 37 度 6 分という体温をスルーしてしまったかが問題になりました。ここで心筋梗塞としては発熱があるこ

とがおかしいことに気付いて、ほかの観察をしていれば、正しい診断がすぐにできていたかもしれません。

> **症例3　胆嚢炎患者の教訓**
>
> ◆ バイタルサインは嘘をつかない。
> ◆ 外来患者でバイタルサインのチェックを省かない。
> ◆ 状態変化時はバイタルサインに戻る。

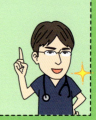

　やはりバイタルサインは嘘をつきませんので、必ず全例でチェックしましょう。特に外来でバイタルサインのチェックを省いてしまって、後から状態が悪くなって戻ってくる患者さんがいるんです。夜、救急外来にやって来た患者さんが同日の昼に外来にかかっている。カルテにバイタルサインが書いてない。これは非常にまずいです。バイタルサインのチェックを省かないということが大事ですね。

　もう一つ、入院患者さんが何だかボーッとしていて、「元気がない」「意識状態がおかしいな」と思ったときは、バイタルサインのチェックを行うということを覚えておいてください。バイタルサインにヒントが隠れていることが多いです。

重症度の判定は体温以外で

頑張れなくなると熱は出ない

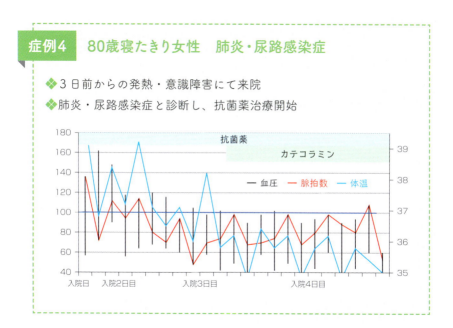

症例4 80歳寝たきり女性　肺炎・尿路感染症
- 3日前からの発熱・意識障害にて来院
- 肺炎・尿路感染症と診断し、抗菌薬治療開始

　さあ、ほかの症例もみてみましょう。症例4です。80歳の寝たきり女性で、3日前からの発熱、意識障害で来院しました。肺炎・尿路感染症と診断し、抗菌薬が出ている状態です。熱が出ていましたが、下がってきているようですね。この状態でご家族が来られました。「昨日から熱は下がっているし、良くなっていますか」と聞かれたわけです。皆さんだったらどう答えるでしょう？

① 良くなっています。

② 良くなっていません。

③ 医師に聞いてください。

　この方は、実はこの直後に亡くなっているんです。頑張る必要がないときには熱は出ません。元気になったときに熱は出ません。でも、頑張れないときにも熱が出ないんです。感染症では、悪くなった最後の時には熱が出なくなってから亡くなる方も多いんです。

⭕ 体温は使える？　使えない

　次のうち、肺炎での死亡率に関連が高いのはどれでしょう？

肺炎で意識障害、頻呼吸、低血圧、
高体温のうち、死亡率に関連強いものは？

- 意識障害　　　　　　OR = 2.0
- 頻呼吸 ≧ 28 回 / 分　OR = 2.5
- 低血圧 ≦ 100mmHg　OR = 5.4
- 低体温 ≦ 37℃　　　OR = 2.6

❖上記 4 つは死亡率予測因子だが、高体温は予測因子ではない[9]。

　意識が悪い人は、やはり予後が悪いんです。呼吸が速い人も予後が悪いんです。血圧が低い人もそうです。低体温の人も予後が悪いんです。これらは死亡率の予測因子になります。しかし、高体温では予後が悪くないんです。高体温は「頑張れているね」ということなんです。ここが

おもしろいですね。

　体温が38℃の人の集団と体温が40℃の人の集団とを比べると、体温が40℃の集団に細菌感染で重症の人が多く、38℃くらいの人は風邪が多いという報告が確かにあります。ただ、同じ疾患の集団で比べてみると、熱を出せる人の予後の方がいいんです。熱を出せない人、特に低体温はまずいです。これに注意してください。

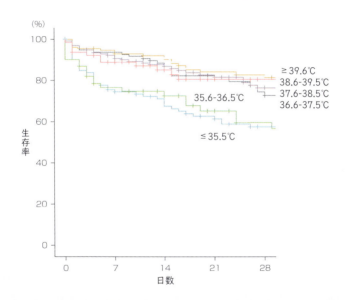

敗血症の生存率

[Kushimoto S, et al；JAAM Sepsis Registry Study Group. Crit Care. 17（6）, 2013, R271 より]

　これは敗血症の人の生存率です。体温が39.6℃以上とものすごく高い人の生存率はむしろ良い方なんですね。37℃前後ぐらいの人と変わらないですね。一方、体温が35.5℃を切るような人たちの生存率は低いです。

頑張れていない状態です。

敗血症の基準

ここで敗血症の復習をしようと思います。敗血症の基準は言えますか？2016年に敗血症の基準が変わって、集中治療室以外ではquick SOFA（qSOFA）が使われるようになりました。これは、①血圧が低い（100 mmHg以下）、②呼吸が速い、③意識障害のうち、2項目以上あった場合には敗血症を疑いましょう、というものです。qSOFAの項目には体温は入っていません。ここに注目ですね。

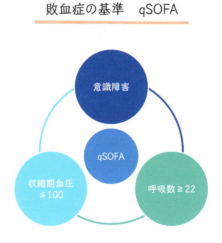

敗血症の基準　qSOFA

集中治療室ではSOFAスコアを使って細かくみることになっています。SOFAスコアも参考までに紹介しておきますが、やはり体温は入っていません。SOFAスコアはちょっと複雑で、検査結果が出てからしか評価できないというのが難点ですね。

SOFA スコア

項目	0 点	1 点	2 点	3 点	4 点
呼吸器 PaO_2/FiO_2 (mmHg)	≧400	<400	<300	<200 ＋呼吸補助	<100 ＋呼吸補助
凝固能 血小板数 ($\times 10^3/\mu L$)	≧150	<150	<100	<50	<20
肝機能 ビリルビン (mg/dL)	<1.2	1.2〜1.9	2.0〜5.9	6.0〜11.9	>12.0
循環機能 平均動脈圧 （MAP） (mmHg)	≧70	<70	DOA<5γ あるいは DOB 使用	DOA5.1〜15γ あるいは Ad≦0.1γ あるいは NOA≦0.1γ	DOA>15γ あるいは Ad>0.1γ あるいは NOA>0.1γ
中枢神経系 GCS	15	13〜14	10〜12	6〜9	<6
腎機能 クレアチニン値 (mg/dL)	<1.2	1.2〜1.9	2.0〜3.4	3.5〜4.9	>5.0
尿量（mL/ 日）				<500	<200

DOA：ドパミン、DOB：ドブタミン、Ad：アドレナリン、NOA：ノルアドレナリン
SOFA スコアのベースラインから 2 点以上の増加で、感染症が疑われるものは敗血症と診断される。

　qSOFA や SOFA といったスコアになぜ体温が含まれていないかというと、感染症が重症かどうかの判断には体温はあまり使えないからなんです。「この人は熱が出ているし、感染症かもしれないな」と、感染症を疑うときには体温を使います。でも、その感染症がどのぐらい重症かというときには体温以外のバイタルサイン、つまり血圧、呼吸、意識をみるのがいいんです。

| 症例4 | 尿路感染症患者の教訓 |

- 発熱は診断に用いるもの
- 重症度評価はそれ以外のバイタルで！

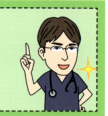

治療過程は呼吸数でみる

抗菌薬を変える？ 変えない？

| 症例5 | 高血圧以外既往のない60歳女性　肺炎のバイタル変化 |

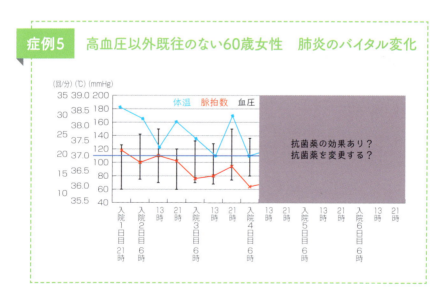

　症例5は高血圧以外既往のない60歳の女性です。3〜4日前からの発熱、咳、呼吸困難で救急外来を受診し、肺炎の診断で入院となりました。
　上図は肺炎でのバイタルサインの変化です。青色が体温です。熱が上

46

がって、下がって、上がって、下がって、と繰り返している状態ですね。赤が脈拍数、黒が血圧です。感染症では、72時間というのが一つの簡単なルールなんです。例えば尿路感染症であれば、72時間以内に熱が下がることが普通で、72時間たっても熱が下がらなかったら、「おかしいんじゃないかな」ということでCT検査や超音波検査が追加されることが多いわけです。

　肺炎では、72時間（薬剤投与3日後）で抗菌薬の効果を判定しましょうとガイドラインに書かれています[15]。72時間とは、1日目の21時に入院したとしたら、4日目の21時に抗菌薬を変えるかどうか判断しましょう、ということです。でも、たぶん皆さん、21時に抗菌薬を変えるといったら、キレますよね。

　われわれ医師もちょっと気を遣って、21時に抗菌薬を変えるということは避けるわけです。午前中に判断して、できるだけ日勤帯で変えたいな、と思っています。となると、ここで効果判定をします。さあ、皆さんにも判定してもらいましょう。どうでしょうか？

① 　抗菌薬は効いていて、このまま続ける。

② 　抗菌薬は効いていない。変えたい。

③ 　そんなことは医師に決めてほしい。

　これをどうやって決めているかなんですが、バイタルサインのデータが不十分だと思いませんか？ 何が足りないですか？ 血圧と脈拍数と体温は分かっています。でも呼吸数がないですよね。呼吸数のデータを入れてみましょう。

症例5のバイタルサイン

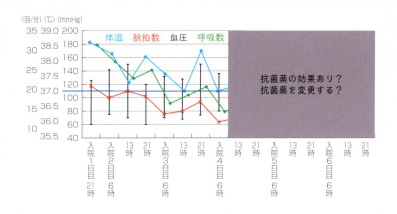

　緑が呼吸数です。30回/分ぐらいあった呼吸数が、15回/分から20回/分ぐらいに下がっていますね。これだったらどうですか？ 呼吸数を入れるだけで、抗菌薬が効いていそうなのが分かりますね。ですので、抗菌薬は変えません。今の治療を続行です。

　肺炎の治療効果を判定するためには呼吸数が大事です。呼吸状態が悪くなるような肺炎や心不全の治療過程などでは、呼吸が一番早く分かりやすい改善指標です。

　臨床での研修病院を探す学生さんに「どのような病院で研修したらいいんですか？」と聞かれるんです。そのときには「心不全とか肺炎の患者さんが救急外来に来たときに呼吸数を書かない病院はやめておけ」と言うくらい、呼吸数は医師がちゃんと患者さんをみているかどうかの指標であるとも言われます。

⭕ 体温測定は1日複数回!

症例5の熱型表①

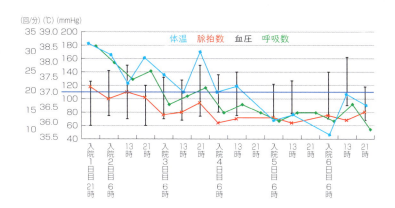

症例5の熱型表②

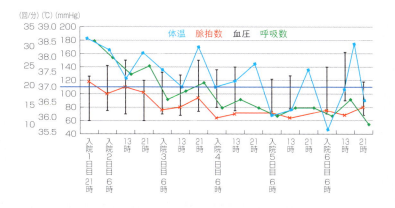

検温に関して一つ、お願いしたいことがあります。この症例は実際に熱が下がっていた症例だったんですが、熱型表には夜の検温が抜けてい

たんですよ。ここでもし、もう1回検温を足して下段の図のような動き
だったら、熱が下がっているかどうかが分からないです。しっかりと熱
が下がって、「もう調子はいいな」ということが分かっていればいいん
ですが、熱というのは出たり下がったりするものなので、全体として右肩
下がりかどうかを判断するためには、やはり1日に3回ぐらいは体温の
データが欲しい。あるいは、熱が出たときにも追加で欲しい。ですので、
「寒けがしたり、熱いな、熱が出たなという感じがしたりしたら、看護師
に言ってください。そのときに体温を測ります」ということを患者さん
に伝えてもらえると助かります。

　実はもう一つ、熱があったときにお願いしたいことがあるんです。熱
が出たときには、ほかのバイタルサインをチェックしてほしいんです。
理由は2つあります。一つは、先ほど説明したように、「重症度はどうな
のか」を判断するためです。「熱が38℃出ました。どうしましょう？」と
言われても、どうしたらいいのかは決められません。「38℃出ました。ほ
かのバイタルサインは問題ないです。本人は元気にしています」。これだ
と「様子をみようか」になりますよね。「熱が38℃出ています。血圧が
90/70mmHgに下がっています。脈は120回／分です」。これは絶対放っ
ておけないです。重症度が分かるように、ほかのバイタルサインをチェッ
クしてほしいわけです。

　もう一つは、ちょっとマニアックなんですけれども、熱と脈拍は、だ
いたい一緒に動くことが多いということです。脈拍と熱が一緒に動かな
いものは、相対性徐脈と言われますが、特殊な状態だと考えます。普通
の肺炎だったら熱が高いときに脈が速くなりますが、体温によらず脈拍
だけが常に一定という場合には、クラミドフィラ肺炎やレジオネラ肺炎
といった、あまり聞き慣れないような特殊な肺炎になってくるんですね。

そのときには、皆さんがよく使っているような抗菌薬では効果がないタイプの発熱であることが多いです。例えば、セフトリアキソンとかメロペン®などは全部効かないので、違う系統の薬を使わないといけない。そういったことから、熱が出たときの体温以外のバイタルサインはすごく大事です。

症例5　肺炎患者の教訓

- 肺疾患と心疾患の治療過程は呼吸数でみる。
- 発熱患者の体温は1日複数回確認する。
- 寒気があれば検温だけではなく、バイタルサインすべてのチェックを！

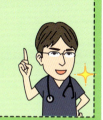

症例5の教訓です。肺疾患と心疾患の治療過程は呼吸数でみます。発熱患者の体温は1日複数回確認していただきたい。寒気があったときには検温だけではなく、ほかのバイタルサインもチェックをお願いしたいですね。

高齢者では普段のバイタルサインとの比較も大事

高齢者のバイタルサインをみるコツは、普段のバイタルサインと比較することです。高齢者では平熱が低く、感染症でも発熱しにくいと言われています。でも、普段の体温と比較すると、発熱に気付くことができるかもしれません[16]。そして迷うときは、ほかのバイタルサイン、例え

高齢者では普段のバイタルサインとの比較も大事①

平熱が低い

- ❖高齢者は感染症でも発熱しないことがある。
- ❖普段の体温と比較することで発熱に気付けることがある。
- ❖迷うときはほかのバイタルサインと全身状態を参考にする。

ば脈が速い、呼吸が速いといったことと、全身状態を参考にして決めてください。

高齢者では普段のバイタルサインとの比較も大事②

呼吸数が速い

- ❖呼吸数が平常でも多い高齢者がいる。
- ❖普段の呼吸数と比較することで病的かどうか判断できる。
- ❖悩むときは呼吸が深いかどうかを参考にする。

　もう一つ、高齢者のバイタルサインで注意を要するのは、呼吸数です。高齢者では呼吸が浅く速いことがあります。健康な65歳以上の呼吸数は19.6［12.0 ～ 28.2］回 / 分、同じく80歳以上の呼吸数は19.6［9.8 ～ 30.0］回 / 分と報告されています[17]。

つまり高齢者では普段から呼吸数20回/分という、若年者では頻呼吸と判断される呼吸数のことが珍しくなく、中には30回/分近い場合もあるのです。なぜ高齢者では呼吸数が多いかと言うと、骨粗鬆症で亀背（猫背）となり、胸郭がうまく動けなくなっていることなどが関係しています。このような状態では動きにくい胸郭を無理やり動かすような深い呼吸は疲れてしまいます。そこで呼吸を浅くする代わりに回数を増やすのです。

　高齢者で頻呼吸をみたときには、普段の呼吸数と比較することで、病的かどうかを判断できます。僕は初めて往診する患者さんでは呼吸数を記録することを心がけていました。そうすれば状態が悪くなったかどうかを適切に判断できますから。また、以前の呼吸数が分からないときや、微妙な変化で病的意義があるか悩む場合には、呼吸が深く、しんどそうな呼吸をしていないかをみて判断するとよいと思います。

客観的なバイタルサインの評価

症例6　腹痛で入院となった80歳女性

❖腹痛、軟便、高熱で精査加療目的で入院
❖血圧106/74mmHg、心拍数118回/分、体温35.8℃、
　呼吸数24回/分、SpO₂ 92%、意識レベル：傾眠

　症例6は、腹痛、軟便、発熱のために救急外来を受診した80歳の女性です。急性腸炎疑いで紹介されました。血圧は106/74mmHg、心拍数は

118 回 / 分、体温は 35.8℃、呼吸数は 24 回、サチュレーションは 92％で傾眠傾向です。このバイタルサインを見て皆さんはどのような判断をするでしょうか？ まずは直感で判断していただきたいと思います。

①　帰ってもいい。

②　入院を勧める。

③　集中治療室に入れた方がいい。

　また、なぜ、そのような判断をしたかも説明できますか？ こうやって聞かれると、バイタルサインの評価って結構難しいですよね。どう客観的に評価すればいいんでしょうか？

　バイタルサインによる重症度評価には early warning scores というのがあって、これを使うと客観的な評価が可能になります。

○ Early warning scores

　Early warning scores にはたくさん種類がありますが、有名なものは modify early warning scores（MEWS）、standardized early warning scores（SEWS）、national early warning scores（NEWS）の 3 つです。

　いずれの指標でも共通してチェックすることになっているのは血圧、心拍数、呼吸数、体温、意識です。つまり、古典的なバイタルサイン 4 つに意識を加えたものです。意識と死亡率との関連はものすごく強いために、early warning scores では第 5 のバイタルサインとして意識が含まれているのです。このことは敗血症と qSOFA でもやりましたね。さて、この古典的なバイタルサイン＋意識で判断するのが MEWS、そこにサチュレーションを加えたものが SEWS、さらに酸素投与をしているかどうかを加えると NEWS です。

　AUROC とは何かというと、どのぐらい当てられるかという割合です。

Early warning scores

確認項目		MEWS	SEWS	NEWS
確認項目	血圧	○	○	○
	心拍数	○	○	○
	呼吸数	○	○	○
	SpO_2		○	○
	酸素投与			○
	体温	○	○	○
	意識	○	○	○
AUROC	心停止	0.76	0.76	0.77
	ICU 移送	0.74	0.75	0.73
	死亡	0.87	0.88	0.88
	上記3つ	0.75	0.76	0.75

［Churpek MM, et al. Chest. 143（6）, 2013, 1758-65 より］

　どの指標を使っても、心停止するかどうかを 76 〜 77％で当てられます。この患者さんは心臓が止まりますよ、止まらないですよ、というのを 4 分の 3 ぐらいで当てられるんですね。死亡してしまうかどうかは 87 〜 88％、つまり 9 割程度はこの early warning scores で判断できてしまいます。

　サチュレーションを測らない MEWS でもサチュレーションを測る SEWS でも、AUROC はほぼ同じなんですね。これはおもしろいです。呼吸数を含む古典的なバイタルサインをちゃんと確認していれば、重症度を知る上で、サチュレーションはあまり意義を持たないんです。誤解がないように付け加えると、サチュレーションを測定することで状態把握できることは確かですので、サチュレーションの測定に全く意味がないわけ

ではありません。古典的バイタルサインや意識という指標が素晴らしすぎるので、サチュレーションの素晴らしさが目立たないだけと思っていただいた方がよいでしょう。

Standardized early warning scores (SEWS)

	3	2	1	0	1	2	3
呼吸数 (回/分)	<9			9~20	21~30	31~35	>35
SpO2 (%)	<85	85~89	90~92	93~100			
心拍数 (回/分)	<30	30~39	40~49	50~99	100~109	110~129	>129
収縮期血圧 (mmHg)	<70	70~79	80~99	100~199		>199	
体温 (℃)	<34	34~34.9	35~35.9	36~37.9	38~38.9	>38.9	
意識				清明	呼びかけに反応	疼痛に反応	無反応

[Churpek MM, et al. Chest. 143 (6), 2013, 1758-65 より]

サチュレーションはさほど重視されないといっても、皆さん、サチュレーションはだいたい測りますよね。僕も測ります。なので今回は古典的バイタルサイン＋意識＋サチュレーションを用いた真ん中の指標SEWSを使おうかと思います。SEWSに今回の症例を当てはめてみますと、呼吸数は24回なので1点、サチュレーションは92％だったので1点、心拍数は120回/分前後だったので2点、血圧は106/74mmHgだったので0点、体温が35℃台だったので1点、意識レベルは傾眠なので1点、合計すると6点です。

SEWS による心停止の予測

	感度	特異度
SEWS ≧ 4	55	85
SEWS ≧ 5	38	94
SEWS ≧ 6	19	97

［Churpek MM, et al. Chest. 143（6）, 2013, 1758-65 より］

• 数時間後に死亡
• 大腸癌穿孔と診断された。

　SEWS が 6 点以上というのは、特異度 97％で心停止を予測するということが分かっています。つまり心停止に至る可能性が非常に高いということですね。ですから 6 点以上というのは集中治療室に入れようという目安になります。実際、症例の患者さんは亡くなられてしまったんです。大腸癌穿孔と診断されました。

　ちなみに SEWS が 4 点でも特異度は 85％と比較的高いため、4 点あれば入院させておいた方がいいのではないかという一つの目安になります。でもこの 4 点というのは、心停止に対して感度は残念ながら 55％しかありません。感度はあまり高くないので 4 点未満なら心停止に至らない＝帰しても大丈夫とは言えません。

　感度、特異度は慣れないと難しいかも知れませんね。結論だけもう一度言います。4 点以上は入院、6 点以上は集中治療、3 点以下は何とも言えない、です。

　SEWS を使って最初のバイタルサインを評価するだけで、入院するかどうかが 7 〜 8 割は分かり、死んでしまうかどうかが 9 割近くも分かるというのはすごいことだと思います。こういったスコアリングは、客観

的な評価をしなければいけない振り返りのときに使うのもよいし、自分の感覚がずれていないかをときどき確認するのにもいいと思います。例えば、血圧が180mmHgあって緊急だと思っても、180mmHgは0点なんですね。それよりも体温が34℃台の方が2点と非常に悪い。この2点というのは40℃の人と同じくらい悪くて、そのぐらい状態がおかしいことを意味していますね。呼吸数が9回/分未満というのも3点で、非常に悪い。呼吸数が40回/分あるのと同じような状態です。

症例6　大腸癌穿孔患者の教訓

- 診断はさておき、バイタルサインは緊急事態かどうかを見抜くワザ
- つまりはドクターコールを決めるもの

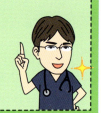

症例6の教訓です。バイタルサインは、緊急事態かどうかを見抜くワザです。つまりドクターコールを決めるものとなります。

これで1時間目の「バイタルサインの重要性」を終わります。

References
引用・参考文献

1) Deakin CD, Low JL. Accuracy of the advanced trauma life support guidelines for predicting systolic blood pressure using carotid, femoral, and radial pulses : observational study. BMJ. 321 (7262), 2000, 673-4.

2) Rana MS, et al. Paradoxical bradycardia in a patient with haemorrhagic shock secondary to blunt abdominal trauma. BMJ Case Rep. 2010, pii : bcr0420102872.

3) McGee S, et al. The rational clinical examination. Is this patient hypovolemic? JAMA. 281 (11), 1999, 1022-9.

4) Ait-Oufella H, et al. Mottling score predicts survival in septic shock. Intensive Care Med. 37 (5), 201, 801-7.

5) Ait-Oufella H, et al. Capillary refill time exploration during septic shock. Intensive Care Med. 40 (7), 2014, 958-64.

6) Hernandez G, et al. When to stop septic shock resuscitation : clues from a dynamic perfusion monitoring. Ann Intensive Care. 4, 2014, 30.

7) Hernandez G, et al. Evolution of peripheral vs metabolic perfusion parameters during septic shock resuscitation. A clinical-physiologic study. J Crit Care. 27 (3), 2012, 283-8.

8) Lima A, et al. The prognostic value of the subjective assessment of peripheral perfusion in critically ill patients. Crit Care Med. 37 (3), 2009, 934-8.

9) Metlay JP, Fine MJ. Testing strategies in the initial management of patients with community-acquired pneumonia. Ann Intern Med. 138 (2), 2003, 109-18.

10) Metlay JP, et al. Does this patient have community-acquired pneumonia? Diagnosing pneumonia by history and physical examination. JAMA. 278 (17), 1997, 1440-5.

11) Müller B, et al. Diagnostic and prognostic accuracy of clinical and laboratory parameters in community-acquired pneumonia. BMC Infect Dis. 7, 2007, 10.

12) Lovett PB, et al. The vexatious vital : neither clinical measurements by nurses nor an electronic monitor provides accurate measurements of respiratory rate in triage. Ann Emerg Med. 45 (1), 2005, 68-76.

13) Krasna MJ, Flancbaum L. Electrocardiographic changes in cardiac patients with acute gallbladder disease. Am Surg. 52 (10), 1986, 541-3.

14) Kushimoto S, et al ; JAAM Sepsis Registry Study Group. The impact of body temperature abnormalities on the disease severity and outcome in patients with severe sepsis : an analysis from a multicenter, prospective survey of severe sepsis. Crit Care. 17 (6), 2013, R271.

15) 日本呼吸器学会成人肺炎診療ガイドライン2017作成委員会編. 成人肺炎診療ガイドライン2017. 東京, 日本呼吸器学会, 2017, 26.

16) Castle SC, et al. Fever response in elderly nursing home residents : are the older truly colder? J Am Geriatr Soc. 39 (9), 1991, 853-7.

17) Rodriguez-Molinero A, et al. Normal respiratory rate and peripheral blood oxygen saturation in the elderly population. J Am Geriatr Soc. 61 (12), 2013, 2238-40.

18) Churpek MM, et al. Risk stratification of hospitalized patients on the wards. Chest. 143 (6), 2013, 1758-65.

2時間目

肺の診察

連続性ラ音は吸気か呼気かで区別する

2時間目は肺の診察についてです。早速、症例をみてみましょう。

連続性ラ音の分類

症例1 80歳男性 吸気時に連続性ラ音を聴取

- ❖ 認知症が高度で、誤嚥性肺炎を繰り返している。
- ❖ 準夜帯に見に行くと、呼吸数 24 回 / 分、SpO_2 88％、血圧 168/102mmHg、脈拍数 98 回 / 分、体温 37.2℃
- ❖ 聴診は「 （AR 音声） 」
- ❖ 医師から SpO_2 低下時に O_2 投与指示があり、マスク 5L/ 分投与で SpO_2 95％となった。

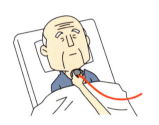

AR音声 ▶

80歳の男性です。認知症が高度で、誤嚥性肺炎を繰り返しています。また誤嚥性肺炎を起こしたということで、今日から抗菌薬を変えるという申し送りを受けました。準夜帯に見に行きますと、呼吸数が24回 / 分、サチュレーションが88％に下がっています。血圧は大丈夫、体温は微熱ぐらいですね。

聴診をしてみますと、息を吸うときに音がします。マスクで酸素を5L/分ぐらい投与するとサチュレーションが95％になったということですね。

これをどう考えますか？

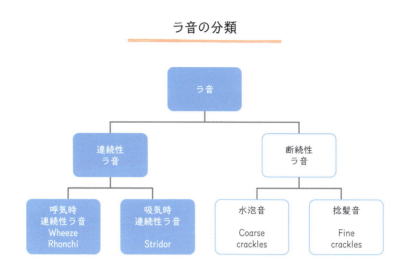

　ラ音という胸の音を分類すると、連続性のラ音、そして断続性のラ音の2つに分けることができますね。まず連続性ラ音をみていきましょう。
　先ほどの音は連続性ラ音です。連続性ラ音は、吸気時に音がするのと呼気時に音がするのとで、大きく2つに分けます。吸気時に音がするのが stridor（ストライダー）、呼気時に音がするのが wheeze（ウィーズ）や rhonchi（ロンカイ）ですが、この違いについてちゃんと理解しようというのが今回のテーマの一つです。

○ Stridor

　吸気時の喘鳴のことを stridor（ストライダー）と言います。これは上気道閉塞を示す異常音で、緊急事態です。もちろん高齢者では、舌根

Stridor

❖ 吸気時喘鳴 = Stridor = 上気道閉塞 = 緊急事態

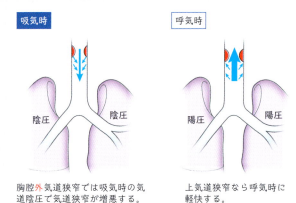

胸腔外気道狭窄では吸気時の気道陰圧で気道狭窄が増悪する。

上気道狭窄なら呼気時に軽快する。

が落ちたり痰が絡んだりしているだけで上気道に異常音がすることがあるので、痰を吸ったら良くなりました、横に向けたら良くなりました、といったことも中にはあります。でも、一番嫌なのは、アナフィラキシーの場合ですね。アナフィラキシーでは喉が腫れてしまって息苦しくなります。様子をみてから医師を呼ぶと間に合わないこともあります。どうしてかというと、気管挿管しようとしても、喉が腫れてしまって気管チューブが入らないんです。挿管できればいいですが、腫れてしまってチューブが入らないと気管切開しなければならない。でも気管切開を緊急で行うのはとても難しいんです。

　上気道が閉塞することがどれほどまずいことかは、息を止めてみれば分かります。酸素をしっかり吸ってからだと22分22秒息止めできたというギネス記録がありましたが、これは特殊な例と考えた方がいいです。

試しに息を大きく吸って呼吸を止めてみてください。どのくらい止めることができますか？ ちなみに、同僚たちと試したところ、2分止めることができたら根性があるという結論でした。それでも深く息を吸ってから止めています。

ちゃんとした研究を参考にしますと、麻酔導入時にサチュレーションが94%の患者が5分無呼吸になると、サチュレーションは90%を下回ります。6分経過するとサチュレーションは65%にまで急降下します。これでも麻酔がかかって眠っているので、酸素はあまり消費しないという条件です[1]。

苦しくてもがいている状態で上気道が完全に閉塞した場合は、数分以内に心停止になってしまってもおかしくありません。これは肺炎や心不全による呼吸困難ではなかなか起こらないことですよね。だから上気道狭窄を疑う stridor を聴取したら、できるだけ早く医師を呼ぶのが大事なんです。

息を吸うときに音が聞こえると、なぜ上気道狭窄だと分かるのでしょうか？ 胸腔外の気道狭窄、つまり上気道（喉）に狭窄がある場合、息を吸うときに胸腔中が陰圧になるので気道が吸い込まれ、少し細くなるんですね。だから息を吸いづらくなって、吸うときに音が出るのが特徴です。

息を吐くときにはフーッと吐こうとして、胸腔内圧が高まりますので、空気の通り道、上気道（喉）の部分も押し広げられるんですね。なので、息が吐けるというわけです。吐くのはいいけれども、吸いにくい。そして吸うときに stridor が聞こえるのが上気道狭窄ですね。

ワイン・シャンパンセーバー

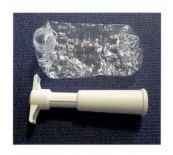

　飲みかけのワインのボトル内を真空にして長持ちさせるためのワインセーバーがありますよね。これをペットボトルに使うとペシャンコになってしまうくらい陰圧の力は強いんです。だから、息をワーッと吸ったときに狭いところがあるとキュッと縮こまるのも理解できますね。縮こまるのは、実は喉だけじゃないんです。ほかの場所も吸い込まれます。

過剰な吸気努力

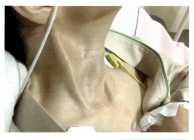

鎖骨上窩陥凹
胸骨上陥凹
肋間陥凹
をみる

AR動画 ▶

　どこをみたらそれが分かるかというと、鎖骨上や胸骨上、肋間をみるんです。普通の人は上気道が太いから空気がスーッと入ってくるので、

そんなに陰圧はかかりません。でも、上気道が詰まっていたり細くなっていたりすると、息がうまく吸えないので、頑張って息を吸おうとして胸腔内圧が陰圧になり、吸気時に鎖骨や胸骨の上や肋間がへこむのです。stridorと合わせて緊急事態を表すサインですね。鎖骨の上や胸骨の上は服を着ていても観察しやすい部位ですので、みる癖をぜひつけてください。

○ Wheeze

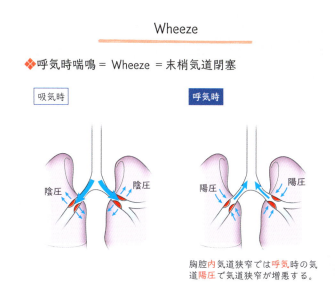

❖呼気時喘鳴 ＝ Wheeze ＝ 末梢気道閉塞

胸腔内気道狭窄では呼気時の気道陽圧で気道狭窄が増悪する。

　Wheeze（ウィーズ）やrhonchi（ロンカイ）はどういうものかというと、これは息を吐くときに聞こえる音です。息を吐くとき「ヒューヒュー」といって空気が通ります。「ピーッ」という音だったり、「ヴーッ」という低い音がしたりもしますね。

　息を吐くときに音がするのは、末梢気道の閉塞を示します。図を見て

ください。息を吸おうとすると、陰圧だった胸腔の中は広げられますね。だから空気が通るんです。息を吐くときにはどうなるかというと、胸腔の中は陽圧になるので、胸腔内にある気道は押しつぶされますね。押しつぶされるので、なかなか息が吐けないということになります。だから、吸うことはできるけれども、吐くときに「ヴーッ」「ピーッ」という音がするわけです。音が高いときに wheeze、音が低いときに rhonchi と言いますが、ここでは同じようなもの、と理解しておいてくれればよいです。

　息を吐く力というのは結構な力になるんですが、吸う力と吐く力とでは、どちらの方が強いでしょう？　吐く力の方が強いんですね。吐く力はだいたい吸う力の 1.5 倍ぐらいだと言われています。健常若年男子では、最大呼気圧が 120 〜 140cmH2O、最大吸気圧が 80 〜 100cmH2O と言われています。普段の生活をしていて息を思い切り吐くことは少ないと思うんですが、くしゃみをするときや咳をするときには、すごい圧力がかかりますね。

　咳をしたときの圧力はどのぐらいかというと、100mmHg（136cmH2O）ぐらいだと言われています。すごいでしょう？　咳の力を使って何かできないでしょうか？　イメージはわきますか？

　胸骨圧迫では胸腔内圧を上げ、それが心臓を押して、マッサージをするような効果を出しているわけですが、咳にも同じように胸腔内圧を上げる働きがあります。

　そのことから分かるように、咳をしたら心肺蘇生ができるという話があります。1 〜 3 秒に 1 回咳をするということですが、1 秒に 1 回咳をするのは大変そうですけれどね。でも、胸骨圧迫よりも咳の方が血圧は高く保たれるという報告があります[2]。胸骨圧迫では血圧はたかだが

68

特殊な CPR (Cough CPR)

- 1〜3秒に1回咳をさせる
- 胸骨圧迫よりも血圧が高く保たれる（sBP = 140 vs 61mmHg）[2]
- 92秒間意識を保つことができたという報告もある[3]。

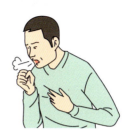

61mmHgであったのに、咳では140mmHgだったそうです。中には、心臓が止まってから92秒間、意識を保ったという報告もあったりします[3]。咳ってすごいでしょ。

「そんな方法は使わないよ」と思うかもしれませんが、ATP製剤のアデホス®ってありますよね。発作性上室頻拍（PSVT）のときに、ピュッとアデホス®を投与すると、1回心臓が止まってから元に戻ります。あれをやると心臓が止まるので、意識がなくなることがあるし、すごく気持ちが悪いそうです。そのときに「1〜3秒に1回咳」、これをやると、あまり気分も悪くならないし、意識を失うところまでいかずに済みます。だから、そういうときに使ってほしいです。

僕は一度、当直中にものすごい下痢をしたことがあるんです。ノロウイルス感染だと思うんですけれどね。当直が始まっていたので、代わってもらうこともできず、その日、ノロの患者さんも3人ぐらいいたんですが、その患者さんの誰よりも僕の方がひどかったんです。ものすごい下痢をして、嘔吐もして気持ち悪くて、おそらく迷走神経反射だと思うんですけど、気分が悪くてトイレに駆け込んで、「お腹痛い、お腹痛い」

となっていたら、意識を失いそうになりました。当直勤務中に医師が病院のトイレで倒れていたら、恥ずかしいじゃないですか。そんなヤバイやつになりたくないと思って、これを思い出したんです。咳をして意識を保ったんですね。皆さん、そういうシチュエーションが来るかどうかも分かりませんけれど、知っていたら使えるかもしれません。

ハイムリック法

救助者は窒息した患者に対して、後ろから上腹部を抱きかかえるようにして圧迫する。窒息した患者が両手を喉に当てているのは、万国共通の窒息のサイン。救助者は窒息した患者が突然倒れても対応できるように、患者の下肢の間に自分の脚を入れる。

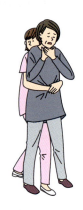

あと、窒息のときに行うハイムリック法というのがありますよね。これを考案したハイムリックさんは96歳で亡くなったんですけど、亡くなる半年前に同じ施設に入所していた女性をハイムリック法で助けたことがニュースになりました。ハイムリック法は人工的な咳をさせるようなものですが、肋骨骨折などのリスクがある割に、効果としては咳の力に勝るものではないので、咳がしっかりできているならばそちらを優先させるべきだとされています。そのことからも、咳の力がいかにすごいかが分かりますよね。

◯ 口すぼめ呼吸

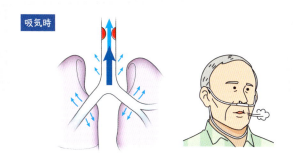

　口すぼめ呼吸はときどきみられるものです。口をすぼめるように呼吸をすると、慢性閉塞性肺疾患（COPD）の患者さんでは楽になると言われます。なぜでしょうか？　先ほど言ったように、wheezeがある人は、息を「フーッ」と吐こうとすると、胸腔の中の気道が押しつぶされてしまって息が吐けない状態です。息が吐けなくなっているときに上気道に狭窄をつくるとどうなるでしょうか？　狭窄があって吐けなくなると、胸腔内の気道の圧が高まります。圧が高まるので気道が広がるという考え方です。だから、口をすぼめると逆に息が吐きやすくなるという、よく分からないことが起こっているわけです。これが口すぼめ呼吸ですね。多くのCOPD患者さんはこの呼吸が楽なのを経験上知っていて、教えなくても自分でやっているんですけれど、口すぼめ呼吸をしていない人にこれを教えてあげると、歩ける距離が増えたりすることがあります。COPDの患者さんで、口すぼめ呼吸をしてなくて、息がしんどそうで歩く距離

も短いという方がいたら、口すぼめ呼吸を教えてあげてください。すごく感謝されます。

症例1　連続性ラ音

◆連続性ラ音は吸気か呼気かで区別する。
◆吸気時の stridor は上気道閉塞で緊急疾患！！

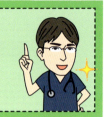

　症例1のおさらいです。連続性ラ音は吸気か呼気かで区別しましょう。吸気時の連続性ラ音である stridor は上気道狭窄を疑います。緊急疾患が隠れている可能性があるということを覚えてください。

断続性ラ音では肺底部の聴取を忘れずに！

○ crackle はどこで聴く？

　次は断続性ラ音です。断続性ラ音は水泡音と捻髪音の2つに分けますね。英語だと coarse crackles（コースクラックル）と fine crackles（ファインクラックル）という書き方をします。

ラ音の分類

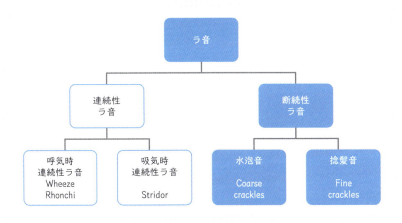

> 症例2　70歳男性　断続性ラ音を聴取
>
> ◆ 糖尿病、高血圧、心不全の既往
> ◆ 今回、脳梗塞にて寝たきりとなっている。
> ◆ 呼吸数 24 回 / 分、SpO$_2$ 94％（普段は 95 〜 97％）
> ◆ 呼吸音「清」と判断したが、医師カルテには coarse crackles と記載あり！?

　症例2は70歳の男性です。糖尿病、高血圧、心不全の既往があり、脳梗塞で寝たきりになってしまいました。呼吸数は24回/分でサチュレーションは94％、普段は95〜97％でもっと高いそうです。看護師さんは呼吸音は「清」で問題ないと思ったけれども、医師はカルテに「coarse crackles」と書いている。こういうことはありませんか？　これは一つに、使っている聴診器の違いがあるもしれないですね。2,000円以内の安いも

のは、心音や肺音を聴くのには正直あまり役立ちません。5,000〜10,000円以上のものがやっぱりいいですね。個人で聴診器を買っている人は良いものを買っている人が多いので、多分、問題のないものをお持ちです。でも、それでも上手に聴き取れていないことがあるようです。それでは聴診のコツってなんでしょうか？

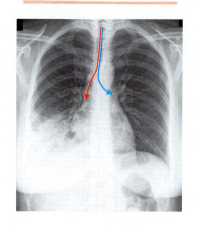

誤嚥性肺炎の単純写真

　この患者さんでは心不全や誤嚥性肺炎を考えると思うんですが、ではcrackle はどこで聞こえるでしょうか？　図は誤嚥性肺炎の胸部単純写真です。誤嚥性肺炎は食事とか唾液とかが肺の中へ転げ落ちてきて起こります。矢印の方向ですね。ですから肺の下の方に起こります。特に赤と青の矢印を比べると、赤色の矢印の方が重力に従ってスッと落ちる感じがありますよね。だからどちらかというと右側に起こることが多いです。そして誤嚥性肺炎を起こすような患者さんはほとんど寝ていますので、背中側に起こりますね。

◯ crackle の分布

肺葉の解剖

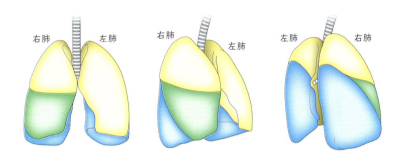

　肺葉の位置を見てみましょう。前から見ると、黄色い部分、つまり上葉部分がほとんどですね。右肺では下の方が緑色の中葉になります。前からだと上葉と中葉の音しか聴けないです。背中から見ると、青色、つまり下葉の部分がほとんどですね。前胸部の聴診では下葉のことは分かりません。横の方を聴いたつもりでも、それは中葉までしか聞こえていなくて、下葉はほとんど聴いてないんですね。先ほど言ったように、誤嚥性肺炎はどこで起こるかというと、下の背中側、つまり下葉です。心不全でも同様で、最初は肺の下の背中側、つまり肺底部にラ音が生じます。重力に従って水があふれ出すからです。だから、肺の音を聴くときには背中を聴いているかが一番大事です。僕の回診では、胸の前の方の音は研修医がしこたま聴いているので、あえて背中しか聴かないですね。回診だと人手があるので、寝たきりの患者さんもひっくり返して、背中側を聴きやすいのもありますけれど。

　胸の前の方は誰が聴いても気付きます。背中側を聴くのがコツです。

一番起こりやすい場所、しかも聴きづらい場所なんですです。極端な話をすると、僕みたいに背中だけを聴くのも一つの手なんです。

胃カメラ後の肺炎はどこに起こる？

胃カメラ実施時の体位

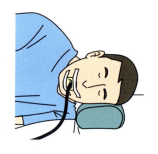

　胃カメラでは左側臥位になりますよね。なので、胃カメラ後の誤嚥性肺炎は左側に起こるんです。先ほど誤嚥性肺炎は右側に起こることが多いと言ったんですが、左側に起こった場合には胃カメラ後のことがあります。あとは左向きが好きな人なんていうのもいますね。テレビが患者さんの左側にあって、左側を下にして横になってテレビをみていることが多い患者さんもいますし、右利きの場合、側臥位でご飯を食べようとすると左側を下にする人がほとんどです。こういう場合の誤嚥性肺炎は左に起こりやすいですから、右側だけを聴けばいいというものではなくて、背中側、両側を聴くというのがコツですね。

○ crackle は吸気のタイミングで分類

全吸気：Holo-inspiratory

- 肺胞が水浸しの場合
  （水泡音）
- 肺炎や肺水腫

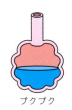
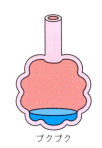

　Crackle は水泡音や捻髪音に分けることが多いように思いますけど、水泡音なのか捻髪音なのか迷うことはないでしょうか？　より客観的に評価できる方法として吸気のタイミングで分類する方法をお教えします。全吸気、つまり吸気の最初から最後までずっと音が聞こえるタイプは holo-inspiratory crackles と言います。これは水泡音と言われるものとほとんど同じと思ってください。肺胞が水浸しで、膨らみ始めてから膨らんだ後まで、ずっと「ブクブク」泡立っている感じですね。実際には肺胞の中というよりも、肺胞の入り口の部分に水があるんです。息を吸って空気がここを通るたびに「ブクブク」と音がするということですね。

吸気終末：Late-inspiratory

- 間質が硬く、引き伸ばされる音（捻髪音）
- 間質性肺炎や軽度の肺炎（もしくは回復期）・心不全

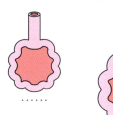
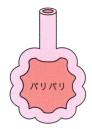

　これとよく対比されるのが、吸気終末だけ音が聞こえる late-inspiratory crackles です。いわゆる捻髪音ですね。捻髪音とは、最後に「パリパリ」と聞こえる音です。どういうイメージかというと、細胞の壁が分厚くなって硬い。そうなると、最初はいいんですけれど、引き伸ばされていって最後に無理やり引き伸ばされる音がします。息を「ハアー」と吸っていくと、最後に「パリパリ」です。「ハアー、パリパリパリ」。これが捻髪音です。

　では、「パリパリ」と「ブクブク」のどこに境目があるのでしょうか？何となく「ブクブク」といったら水泡音ですが、「ブツブツ」だったらどうですか？「プツプツ」くらいはどうですか？難しいですね。

　音の性状の違いは、絶対音感があるような人はいいかもしれないですが、学ぶのは難しいと思うんです。なので、タイミングで分ける方法も勉強しておいた方がよいと思うんです。吸気のすべて、最初から最後まで聞こえているときは「ブクブクブクブクブクブク」という水が多いイメージで、引き伸ばされる音が最後にだけ聞こえるものは捻髪音と同じ意味を持つというふうにすると、これは客観的に分けやすいですよね。

この2つを常に区別して聴くようにしましょう。そうするといろいろなことが分かるんです。ひどい肺炎を治療しているとき、最初は水浸しなので、吸い始めから吸い終わるまでずっと「ブクブクブクブクブク」と聞こえてきます。治ってくる過程では、最後にだけ音が聞こえるようになります。「ハアー、プツプツプツ」。そして音が聞こえなくなる。心不全でも水浸しの肺水腫という状態では「ブクブクブクブクブク」と聞こえますが、軽い心不全の場合には、初めから吸気終末だけの音です。治療の経過でcrackleが聞こえるタイミングが変わっていくところをチェックしていただくといいですね。

吸気早期：Early inspiratory

- 閉塞性肺疾患で、気道末梢が開く音
- 高度の肺気腫

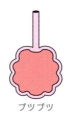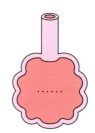

　Holo-inspiratory cracklesとlate-inspiratory cracklesの2つはいろいろな教科書にも書いてあるので、知っている人も多いかもしれません。でも、もう1つ覚えてほしいcrackleのタイミングがあるんですね。息を吸い始めるときに「プツプツ」と聞こえた後で「ハアー」と吸う音が聞こえるものです。これを吸気早期のcrackles（early inspiratory crackles）と言います。少し変わったタイミングですよね。これがどういうときに聞こえるかというと、COPDのすごくひどい場合です。COPDでは息を

吐きにくくなります。フーッと息を吐こうとすると吐きにくくなって、最後に何が起こるかというと、フーッと吐いている空気の通り道が閉じてそれ以上息を吐けなくなってしまう。閉じてしまったところは、次どうなるかというと、息を吸い出すときにポンと開きます。だから、空気の通り道が開く音が、息を吸いだしたときに「プツプツ」と聞こえるんです。息を吸おうとしたときに「プツプツ」、その後に「ハー」と息を吸い込む。この「プツプツ」という音は口元で放散するので、患者さんに口を開けてもらって、聴診器を口元に当て、息を吸ってもらうと、「プツプツ、ハー」と聞こえます。これが吸気早期の crackles と言われるものです。在宅酸素を導入するぐらいの状態になると、この音が聞こえたりします。COPDのステージ分類であるGOLD（Global initiative for chronic obstructive lung disease）のⅢbからⅣぐらいの状態です。在宅酸素をしている患者さんが入院されたときに聴かせていただくとよいでしょう。僕たちは、COPD患者さんの肺炎後でなかなかに自宅に帰れなかったりするときに early inspiratory crackles が聞こえる場合は、在宅酸素導入の目安の一つにもしています。

症例2　断続性ラ音

❖ 断続性ラ音は肺底部（背中の下の方）での聴取を忘れずに！
❖ 吸気と断続性ラ音のタイミングで病態まで分かる！

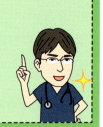

断続性ラ音のおさらいです。背中の下の方、肺底部の聴取を忘れずに

行ってください。吸気の断続性ラ音（crackle）は音の性状で水泡音と捻髪音とに分けますが、音の性状でうまく分けられないときはタイミングで分けましょう。そうすると、水浸しなのか、それとも肺胞の中が硬くなっているのかという病態まで分かります。

呼吸音が弱いときに考えることは？

⟳ 呼吸音が聞こえない！

症例3　90歳女性　右呼吸音が聞こえない

- ◆誤嚥性肺炎で入院中で、痰が多い。
- ◆準夜帯で突然 SpO₂ 60％ となった。
- ◆リザーバーマスクで酸素 10L/ 分を投与しているが、SpO₂ は 70％から上昇しない。
- ◆吸痰は効果が認められない。

- ◆右呼吸音が聞こえない……。

　さあ、少し難しい話が続きましたが、次の症例3は「よくあるのではないかな」というシチュエーションです。90歳の女性が誤嚥性肺炎で入院しています。痰が多い患者さんです。準夜帯に突然、サチュレーションが60％となりました。医師指示に従ってリザーバーマスクで酸素を10L/ 分まで上げて投与したけれど、サチュレーションが70％から上昇しません。吸痰をしてもサチュレーションは上がりません。さあ、どう

しますか？

　呼吸音を聴いてみますよね。すると右の呼吸音が聞こえません。片方の呼吸音が聞こえない場合には何を考えますか？　これはよくあるシチュエーションだと思うんですけれど、何か思い付く状態はありますか？　病棟で一番多いのは、おそらく無気肺じゃないかな、と思います。でも呼吸音が弱いときには、ほかにも考えなければいけない状態もあります。

◯ 片側の呼吸音低下の理由は3つ

呼吸音低下があれば……

❖ **両側で呼吸音弱い**　→　肺気腫

❖ **片側で呼吸音弱い**　→　以下の3つを考える
- 無気肺　→　体位ドレナージ、吸入・吸痰
- 気　胸　→　ドレナージ必須（緊急ドクターコール）
- 胸　水　→　状態により胸腔ドレナージが必要だが、
　　　　　　急に問題となることは少ない。

　COPDのときには両側の呼吸音が聞こえにくいことがあります。今回問題になっているのは片側ですね。片側で呼吸音が弱いときには、考えなければならないことが実は3つもあるんです。1つ目は無気肺です。おそらく症例3はこれではないかな、という状態ですが、無気肺では体位ドレナージや吸入・吸痰などで痰を取るのが基本的な治療です。気管支鏡で痰を吸う方法もあるので、医師を呼ばなければならないこともありますが、実際にはほとんどの場合、看護師さんが対応しているところが

多いんじゃないかなと思います。体位ドレナージがうまくできて、医師が来る頃には良くなってたりすることもありますよね。

ただ体位ドレナージや吸入・吸痰を試したりするよりも、早くドクターコールをしなければいけないときがあるんです。それは気胸です。気胸の場合は、体位を変えてどうこうやっている場合じゃないです。特に人工呼吸器がついている患者さんでは一気に状態が悪くなるので、その場合は要注意ですね。これを区別しなければなりません。さらに胸水貯留もありますが、胸水が急に問題となることはあまりありません。

片側だけ呼吸が弱いときにはこの3つを考えます。急に呼吸状態が悪くなったという意味では、無気肺か気胸かの鑑別が一番難しいかと思います。

⏺ 片側の呼吸音低下は打診で鑑別！

さあ、この3つをどうやって鑑別すればよいでしょうか？ もちろん胸部単純写真を撮ったらいいんですが、看護師さんが勝手に撮影することはできないですよね。では、どうするかといったら、身体診察しかありません。身体診察でチェックする項目には視診があります。気胸や胸水貯留では、呼吸音が低下している側が膨張しています。一方、無気肺では縮小しますが、その判断は結構難しいと思います。

一番使いやすいのは、打診です。まず打診を行ってみると、鼓音か濁音かで分かれるわけですね。気胸の場合は、表に示したとおり、肺の周りに黄色い部分、つまり空気があるので音が響きます。通常だったら「トントントン」という音が気胸の場合は「コーンコーンコーン」と響くような音がします。これが鼓音ですね。無気肺の場合は、空気の部分がなくなって水浸しの肺なので鈍い音がします。胸水も肺の周りが水浸しに

片側性呼吸音低下の鑑別

		視診（難しい）	打診	（声音振盪）
気胸		膨張	鼓音	低下
胸水		膨張	濁音	低下
無気肺		縮小（肺炎の場合はどちらでもあり得る）	濁音	亢進

なっているので、やはり鈍い音になるんです。通常だったら、「トントントン」という音が無気肺や胸水だったら「ズンズンズン」と低い音になります。これが濁音です。真逆になるので分かりやすいわけです。無気肺と胸水の２つを鑑別しようと思うと、アドバンスな知識で少し難しいですが、声音振盪という方法があります。

　手のひらより振動が伝わりやすい小指側を胸に当てた状態で、患者さんに「イー」とか「アー」と言ってもらいます。気胸の場合や胸水の場合は、肺の振動が図に示した黄色い部分や青い部分でブロックされてし

声音振盪

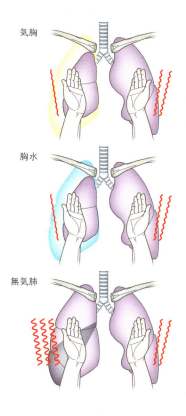

気胸

胸水

無気肺

まうので響きません。右の気胸や胸水の場合は「イー」と言ってもらったときに、右の音が響かず左しか響きません。無気肺の場合は、空気がたくさんある肺が空気の抜けた肺に変わります。そうすると、音が伝わりやすくなります。「イー」と言ってもらったときに右の方がよく響くときには、右の無気肺です。ここまですれば、身体診察だけですべて分類することが可能です。

打診の仕方

打診の仕方

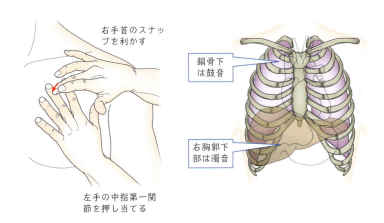

右手首のスナップを利かす

左手の中指第一関節を押し当てる

鎖骨下は鼓音

右胸郭下部は濁音

　とはいっても、打診はやったことがない、あるいは普段の看護ではやらない方も多いんじゃないかな、と思います。ちょっと練習してみましょう。打診では、右利きの場合、左手の中指の第一関節の部分を叩くんですが、コツは左手の指をそらせて中指の第一関節だけを机に当てることです。その上から右手の中指でひっぱたくと音がします。できるだけ大きな音が鳴るようにしたいですね。右手のスナップを利かすと大きな音が鳴ると思います。慣れるまでは指が痛いかもしれませんね。机で練習したら、今度は自分の鎖骨の下ぐらいを叩いてみましょう。ここには肺しかないので、叩くと「コンコンコンコン」と比較的響く音がするのではないかと思います。左手の第一関節を右胸の上の方に当てて叩く感じです。右の肋骨の一番下ぐらいのところは肝臓があるので、ここを叩く

と「ズンズンズンズン」と鈍い音がするのは分かりますか？ 自分の体の中に響いている音なので分かりにくいかもしれませんので、患者さんにやらせてもらったり友達同士で試したりして、外に聞こえる音を聴くと全然違うのが分かると思います。

片側性呼吸音低下の鑑別

		視診（難しい）	打診	（声音振盪）
気胸		膨張	鼓音	低下
胸水		膨張	濁音	低下
無気肺		縮小（肺炎の場合はどちらでもあり得る）	濁音	亢進

　症例3では、胸の音が聞こえない右側を打診すると濁音でした。ですので、胸水か無気肺だと分かります。声音振盪をしてみたら響いたので無気肺と判断しました。胸部単純写真を撮ると、こんな感じですね。

胸部単純写真

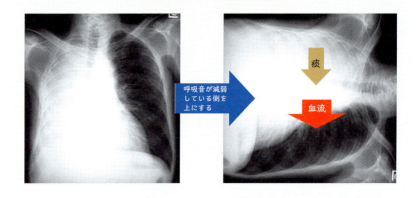

○ 無気肺をみたときは何をする？

　ちなみに胸部単純写真をみたときに、無気肺なのか胸水なのか、分かりますか？ 空気があるべき肺に空気がないから無気肺ですね。空気がなくなったら縮みますね。なので、白くなっている方は容積が小さくなっていれば無気肺です。気管をみてください。真ん中ではなく、白い方に寄っていますね。白い方に引き込まれていたら無気肺です。だからこれは無気肺です。気管や心臓が白い部分から押しやられていたら胸水です。

　無気肺を考えたときは何をしなければならないでしょうか？ 胸部単純写真を撮る前に、実はやってほしいことがあるんですね。せっかく呼吸音に左右差があるところまで分かっていたら、呼吸音が減弱している側を上にしてほしいんです。症例3では右呼吸音が聞こえませんから、左側を下にしてほしいんです。これが緊急的な応急処置の一つです。

　こうすると何がいいのでしょうか？ 理由は2つあります。まず、血液は重力に従って分布するので、良い方の肺を下にしたら、良い方の肺に

血液を集めることができます。こうすればサチュレーションが上がります。これが応急処置の一番の理由です。2つ目は、この向きにすると、痰が落ちてきます。だから体位ドレナージで痰が取れることになります。

でも、デメリットもあるんですよ。この状態で「ああ、サチュレーションが良くなった。よかった、よかった」と置いておくじゃないですか。そして、次の日です。胸部単純写真を撮ると、両側に肺炎が起こっていることがあります。落ちてきた痰をそのまま放置すると、良い肺にもどんどん痰が流れ込んでしまいます。だから、もし体位ドレナージをするのだったら、しっかりと排痰を促してあげなければなりません。出すことができない人だったら、気管内にチューブ入れて吸ってあげないと肺炎が広がる可能性があります。

この応急処置ではダメな疾患が一つあります。基本的には呼吸音が減弱している方を上にするんですけれど、先ほど言ったように放っておいたら肺炎が広がるということ以外にダメな状態として、もう一つあるんです。大量に喀血している場合なんですね。何百mLも喀血していて、呼吸が悪い。めったにあることじゃないですが、もしそういうことがあった場合にこの姿勢にすると、良い方の肺に血が流れ込んでしまって呼吸ができなくなるんです。これでは救命できなくなるので、その場合には悪い方の肺を犠牲にします。でもそんなことにはめったに遭遇しないので、普通の無気肺だったら、呼吸音が減弱している方を上にするということだけを覚えてもらったらいいんじゃないかなと思います。

> **症例3　片側性呼吸音減弱**
>
> ❖呼吸状態が急激に悪くなっている場合、呼吸音減弱側が鼓音なら気胸、濁音なら無気肺を考える。
> ❖呼吸音が減弱している側を上にするのが応急処置！

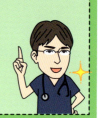

　症例3のおさらいです。片肺の呼吸音減弱で、呼吸状態が急激に悪くなっている場合、呼吸音減弱側が鼓音だったら気胸、濁音だったら無気肺ですね。無気肺の場合は看護師さんにできることが多くて、呼吸音が減弱している側を上にするのが応急処置で、それで酸素化が上がることも多いですし、その後に痰を出すことを手伝ってあげることを忘れないようにしてください。

呼吸不全、呼吸が原因？ 心臓が原因？

◯ 肺の過膨脹はどこでみる？

症例4　75歳男性　呼気時の連続性ラ音を聴取

- 急性呼吸不全で救急外来を受診
- 血圧 152/98mmHg、脈拍数 101 回/分、体温 36.1℃、呼吸数 24 回/分、SpO₂ 76％
- 呼気性の連続性ラ音（wheeze）を聴取

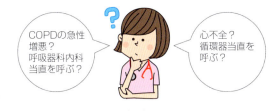

　さあ、次の症例にいきましょう。75歳の男性が急性呼吸不全で救急外来を受診しました。血圧152/98mmHg、脈拍数101回/分で、ショックではないですね。体温は正常。呼吸数は24回/分で、少し速いです。サチュレーションは76％で、呼気性の連続性ラ音、wheezeを聴取しました。

　Wheezeがある場合、気管支喘息やCOPD急性増悪といった呼吸器の病気のことが多いです。でも心臓喘息といって、心不全でもwheezeが

聴こえることがあります。心不全で気管支もむくんでしまって、wheezeが聴こえると考えられています。これは循環器の病気ですよね。必要な検査も治療も呼吸器の疾患とは異なりますので、両者を見分けることはとても大事です。この症例はCOPDの急性増悪だということが分かった症例なんですが、それをあっという間に見抜く方法があります。COPDの人は息が吐けない状況です。息が吐けないというのは、空気がどんどんどんどん肺に溜まってしまう、肺が過膨張するという状態ですね。

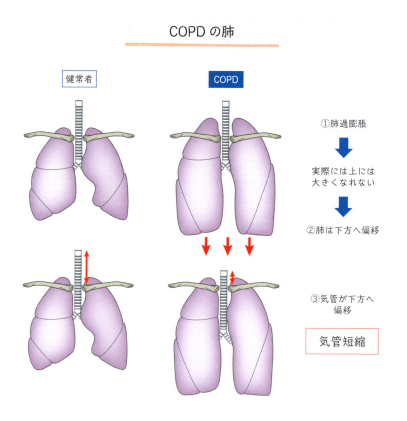

COPDの肺

COPD の胸部単純写真

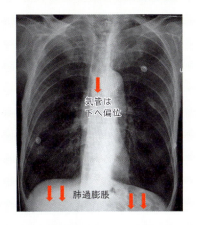

　肺が過膨張しているのをどうやって見抜くのでしょうか？ COPDの人は肺が大きく、過膨張していますが、鎖骨やら何やらあるために肺は上にはあまり大きくなれないんですね。肺が大きくなろうと思ったら、下の方に大きくなるしかないんです。そうすると、肺全体が下がります。肺の中心、肺門部と言われますが、これも下がります。だから気管が下がるんです。そうすると首に見えている気管は短くなります。これを気管短縮と呼んでいます。

気管短縮の見方

　気管短縮をみるときには、まずは甲状軟骨がどこにあるのか確認します。男性に首を伸ばしてもらって、横からみて一番飛び出ているのが甲状軟骨です。いわゆる喉仏のことです。そして、その下で一度くぼんでからポコッと膨らんでいる部分が輪状軟骨です。下から触っていった場合は、丸っぽいボコッと初めに触れるのが輪状軟骨です。女性は甲状軟

気管短縮

- 3cm（2横指）以上が正常
- 輪状軟骨と胸骨切痕の間に2横指が入らなければ、肺気腫≒慢性閉塞性肺疾患（COPD）を考える。

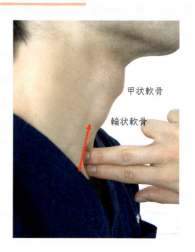

骨（喉仏）で分かりにくいかもしれません。もし自分の輪状軟骨が分かりにくい場合は、男性に喉を見させてもらいましょう。

　さあ、輪状軟骨の場所はわかったでしょうか？ 輪状軟骨と胸骨の距離が3cm以上であれば正常です[4]。ここが3cm未満になれば気管短縮です。指が2本入らなければ、「気管短縮しているよ」といってよいです。さあ、皆さんは大丈夫ですか？ 指2本入らない人はいませんか？

　これが分かるようになると何がすごいのでしょうか？ 救急車で呼吸困難の患者さんが来られますよね。サチュレーションは88％としましょう。その状態で運ばれてきて、ストレッチャーから「1、2、3」とベッドに移します。この後に皆さんは「先生、酸素どうします？」と言いますよね？ そのときに医師が何をするかといったら、その患者さんが心不全なのか肺気腫の急性増悪なのかをパッと見抜かなければいけないのです。心不全の治療は酸素投与ですね。心不全では酸素をケチらずに大量に投与し

ます。一方、COPDではサチュレーション88〜92％ぐらいを保たないとCO_2ナルコーシスを起こしてしまいますね。COPD患者ではサチュレーション88〜92％を目標とするだけで死亡率が9％から2％に下がったという報告もあるので、これはとっても大事なことなんです[5]。

だからどちらの病気であるかを即座に見抜けないと、次の指示が出せないわけです。そのときに医師は気管短縮の有無をみて、「心不全なので酸素全開でいきましょう」と指示を出すのか、「経鼻2L/分のままでいいです」という指示を出すのかが変わるんです。

心臓のかたちも打診で診察

滴状心

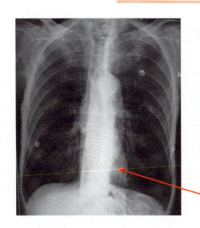
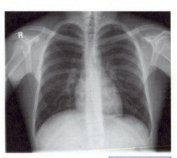

参考：健常者

滴状心は打診（心濁音界消失）で分かる

さあもう一つ、COPDで大事なことがあります。COPDは胸部単純写真で診断を強く疑うことができます。COPDの特徴として、肺が過膨脹して大きいというのがあるんです。心臓は肺に押さつぶされてしまいますので縦にすごく細長いですね。滴状心なんて言ったりします。

この滴状心を身体診察で見抜くことができます。どうやるかというと、先ほど登場した打診を使います。胸の下の方を、左から右へ順に打診してきます。左鎖骨の中央線のあたりから心臓が始まるので、音は「コンコンコンコン」から「ドンドンドンドン」に変わります。胸の中央を越えると、また肺になるので「コンコンコンコン」に戻ります。つまり、左から叩くと「コンコンコン、ドンドンドン、コンコンコンコン」となるんです。COPDの人は心臓が縦に細長くなっていて肺が心臓の前に回り込むので左でも「コンコンコンコン」、鎖骨中線を超えても「コンコンコン」、前胸部中央付近でも「コンコンコン」、そのまま右まで「コンコンコン」。「え！？心臓がない！」という状態になりえます。これを医学用語では心濁音界の消失と呼んでいます。COPDがそこまでひどくない場合でも、少なくとも心臓が小さいな、ということぐらいは分かります。心不全だと逆です。心不全では心臓が大きくなります。

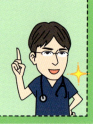

症例4　COPD（肺気腫）

◆ COPDを疑ったら、気管短縮をみてみよう。
◆ 打診上、心濁音界が消失していることが分かればプロ級の腕前

　症例4のおさらいです。COPD、肺気腫を疑ったら、気管短縮をみてください。打診上、心濁音界が消失していることが分かればプロ級の腕前です。

References
引用・参考文献

1) Benumof JL, et al. Critical hemoglobin desaturation will occur before return to an unparalyzed state following 1 mg/kg intravenous succinylcholine. Anesthesiology. 87 (4), 1997, 979-82.

2) Criley JM, et al. Cough-induced cardiac compression. Self-administered from of cardiopulmonary resuscitation. JAMA. 236 (11), 1976, 1246-50.

3) Niemann JT, et al. Cough-CPR : documentation of systemic perfusion in man and in an experimental model : a "window" to the mechanism of blood flow in external CPR. Crit Care Med. 8 (3), 1980, 141-6.

4) Campbell EJ. Physical signs of diffuse airways obstruction and lung distension. Thorax. 24 (1), 1969, 1-3.

5) Austin MA, et al. Effect of high flow oxygen on mortality in chronic obstructive pulmonary disease patients in prehospital setting : randomised controlled trial. BMJ. 341, 2010, c5462.

3時間目

心臓の診察

3時間目は心臓についてです。皆さん、心臓は難しいなと思っているんじゃないでしょうか？　心雑音、嫌ですよね。そこをできるだけ分かりやすく、単純化して説明します。

収縮期雑音は3つを鑑別

収縮期雑音の分類

症例1　収縮期雑音

- ◆失神で入院した70歳男性。大動脈弁狭窄症が疑われ、精密検査目的で入院。受け持ちのあなたは心雑音を聴いてみた（AR音声①）。
- ◆2日後、失神で入院した66歳女性。経過観察目的で入院しているが、心雑音を聴取する（AR音声②）。
- ◆何が違うのでしょうか？

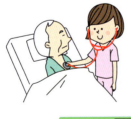
AR音声①

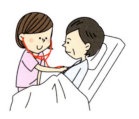
AR音声②

　失神で入院した患者さんに大動脈弁狭窄症を疑い、心雑音を聴取したときの音ですね。その音と、2日後に失神で入院した患者さんの心雑音と何が違うのでしょうか？

収縮期雑音を聴いてみよう

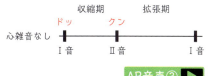

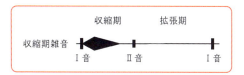

　収縮期雑音を聴くためには、まずⅠ音、Ⅱ音を知らなければ話にならないので、Ⅰ音、Ⅱ音を聴いてみましょう。心雑音がなければ「ドックン」ですね。収縮期雑音では「ドッ」と「クン」の間に音が入ります。「ドヒュックン、ドヒュックン」みたいな感じですね。「ドヒュックン、ドヒュックン」、これが収縮期雑音です。

　収縮期雑音を分けてみますと、機能性雑音が非常に多いんですね。しっかりと聴けば50歳以上では50％以上に何かしらの心雑音が聞こえるという話があって、fifty-fifty murmur なんていう呼び方があります。50・50雑音ですね。そんな言葉があるぐらい、すごく心雑音は多いんだけど、ほとんどは機能性雑音という「病気じゃないけれども、音が聞こえちゃうよ」というタイプです。では疾患による収縮期雑音には何があるかというと、僧帽弁閉鎖不全症と大動脈弁狭窄症の2つが問題になります。

収縮期雑音の原因

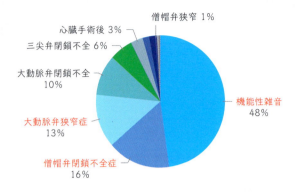

[Reichlin S, et al. Am J Emerg Med. 22（2）, 2004, 71-5 より]

症例1　収縮期雑音

❖ 収縮期雑音はよく聴取される。
❖ 機能性雑音、大動脈弁狭窄症、僧帽弁閉鎖不全症の3つを考える。

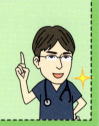

　まず押さえていただきたいことは、収縮期雑音は本当にしょっちゅう聞こえて、珍しいものじゃないということです。今まで聴いたことがないという人でも、聴こうと思えばすぐに見つけることができるはずです。収縮期雑音を見つけたときには、「病気じゃないけれども、音が聞こえちゃう」機能性雑音、そして大動脈弁狭窄症、僧帽弁閉鎖不全症という2つの病気、合計3つだけを覚えておいてください。

　この3つを区別するためにどうしたらいいのでしょうか？　教科書をみると、すごい細かく書いてあるんですよ。心雑音の最強点はどこか、放

鑑別の仕方

- 最強点
- 放散
- Ⅰ音の強さ
- Ⅱ音の強さ
- 頸動脈拍動の立ち上がり

散はどうか、Ⅰ音の強さはどうなのか、Ⅱ音の強さはどうなのか、頸動脈拍動の立ち上がりはどこか、ということですね。これでみんな嫌になるわけです。ということで、これらは一切使わずにいきましょう。

　まずは最強点とか放散とかが面倒ですね。いろいろな場所を聴いて、雑音が一番大きいところを探し、ほかにどのあたりにその雑音が放散しているか確認していくということですが、いろいろ聴くのは、この際、やめましょう。

　次ページの図をみてください。上が大動脈弁狭窄症の雑音で、下が僧帽弁閉鎖不全症の雑音です。まず大動脈弁狭窄症をみてみましょう。大動脈弁狭窄症で問題となるのは、棒グラフの2.5m/秒より右側で聞こえる心雑音です。2.5m/秒より左側は軽症で気にしなくていいものです。色はここで音が聞こえますよ、ということを意味していますが、問題となる大動脈弁狭窄症はすべて赤色の部分で聞こえます。まるで駅伝のたすきのようで、「たすき掛け領域に聞こえる心雑音」と表現したりします。「第2肋間胸骨右縁（2RSB）に収縮期雑音聴取」とか「第3肋間胸骨左縁（3LSB）に最強点を認める心雑音」とかよく分からない用語でいろいろ言われますが、これをみたら分かるように、細かい場所はどうでもいいわけです。最強点などにはそんなにこだわらなくていいんですね。

103

心雑音の聴取部位

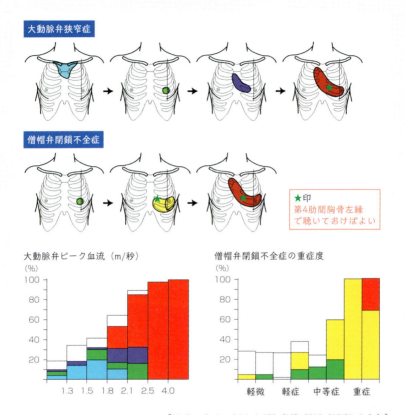

[McGee S. Am J Med. 123（10），2010, 913-21.e1 より]

　僧帽弁閉鎖不全症で問題となるのは、グラフの中等症以降の黄色か赤色で聞こえる心雑音です。黄色はまだしも、僧帽弁閉鎖不全症の赤色と大動脈弁狭窄症の赤色とは違います？ 細かいことを言えば、僧帽弁閉鎖不全症の赤色は脇の方に伸びていますが、ほとんどは一緒です。だから、どこに分布しているとかは、そんなに気にしなくていいわけです。

　そしてもう1つ分かることは、この2つの疾患を見つけるためには、

星印のところを1カ所聴けばチェックできるということです。胸骨左縁の第4肋間あたりを1カ所だけ聴けばいい。あれも聴いて、これも聴いて、全部聴いて、いろいろ考えて判断しなさい、と言われたら、誰もやらないですよ。でも、1カ所だけだったら聴く気になるでしょう？ ということで、とりあえず1カ所だけでよいので心音を聴くことから始めましょう。

大動脈弁狭窄症と僧帽弁閉鎖不全症は音で覚える！

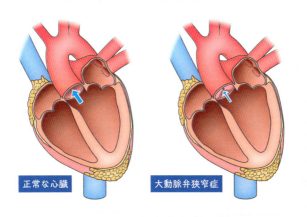

大動脈弁狭窄症

正常な心臓　　大動脈弁狭窄症

　大動脈弁狭窄症と僧帽弁閉鎖不全症を勉強しながら、心雑音の特徴を学んでいきましょう。左室は心臓の4つの部屋の中でも一番大きな力を持ってる部屋で、ここから大動脈に向かって血液を送り出します。心臓の働きとして、最後に体中に血液を送るのは一番大事な仕事ですから、左室が一番大きな力を持っているわけですね。その左室と大動脈の境目にあるのが大動脈弁で、この大動脈弁が狭くなるのが大動脈弁狭窄症で

すね。最後に血液を送るという一番大事なことができなくなるわけですから、大動脈弁狭窄症はとっても重大な病気です。大動脈弁狭窄症は心不全、失神、狭心症、突然死の原因となるんです。だから失神のガイドラインや周術期のガイドラインでは重症の大動脈弁狭窄症を見落としてはならないと書かれています。でも、心臓超音波検査をルーチンで行おうとは、世界中のガイドラインを見渡しても、どこにも書かれていません。それは、超音波検査をしなくても身体診察などで疑うことができるからです。疑われたときにだけ検査を行えばよいということは、逆に言えば、大動脈弁狭窄症は診察でちゃんと疑うことができなければダメということですね。では、大動脈弁狭窄症の心雑音の特徴を勉強しましょう。

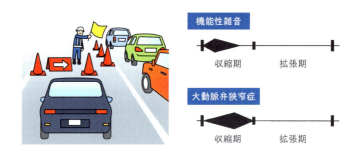

大動脈弁が狭くなることで何が起こっているかというと、交通渋滞のようなものです。高速道路に1車線規制があって交通渋滞になっているような感じなんです。機能性の収縮期雑音は「ドヒュックン、ドヒュッ

クン」みたいな感じです（AR音声④）。これと比べると、大動脈弁狭窄症では渋滞が起こっているので、血液を送るのに時間がかかります。「ドヒィイユ、ドヒィイユ」（AR音声①）。時間がかかっているのが分かりますか？狭いところを無理やり通るので、音も高いんです。機能性雑音の場合は雑音の「ドヒュッ」と「クン」までの間が少しだけ空いています。血液は簡単に送り出してしまえるから、その後に余裕があるんですね。大動脈弁狭窄症は血液を送るのに時間がかかるので、「ドヒィイユ」の「ヒィイユ」が長いんです。むしろ狭いところから無理やりひねり出そうとして、後半部分の方が音は大きかったりする。これが特徴です。言葉で書くと分かりにくいですが、音を真似てみてください。音で覚えてしまうのがいいですね。

僧帽弁閉鎖不全症

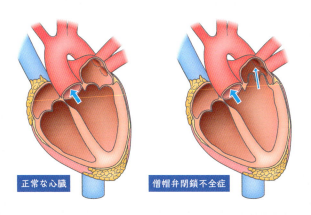

正常な心臓　　僧帽弁閉鎖不全症

　左室は血液を大動脈に送り込みますが、その血液が大動脈の方に行い

かずに、逆流して左房の方に行ってしまう状態が僧帽弁閉鎖不全症です。左室は体中に血液を送らなければならないので、圧が一番高い場所ですね。左房は圧が低い場所ですね。僧帽弁閉鎖不全症では何が起こるかというと、圧がすごく高いところから、圧が低いところに一気に血液が逆流します。「バシャーッ」と、バケツの水をひっくり返すような音になりますね（AR音声②）。

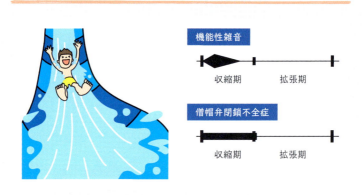

僧帽弁閉鎖不全症では左室から圧が低い左房へ逆流する音
＝バケツをひっくり返す音

　収縮期雑音は口まねしやすい音に置き換えて覚えましょう。機能性雑音は「ドヒュックン」と言いましたが、機能性雑音は心配いらない雑音で「ヨカッタ、ヨカッタ」と覚えてはどうでしょうか？
　大動脈弁狭窄症は「せま〜い、せま〜い」と置き換えてみましょう。何度も聴いていると、そんな気がしてきますよ。僧帽弁閉鎖不全症は「ポー、ポー」と僕は言っていますが、良いフレーズを募集中です。

収縮期雑音を音で覚えてしまおう

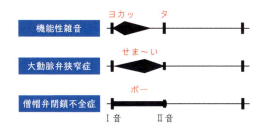

ということで、ここでは「ヨカッタ、ヨカッタ」という機能性雑音と、「せま〜い、せま〜い」という大動脈弁の狭窄、そして「ポー、ポー」という僧帽弁閉鎖不全症、この3つをイメージして覚えてください。音の口まねは、聴き取れるようになる上達のコツです。音をたくさん聴いてもいいんですが、音を聴いたときにまねてみると、この3つの特徴がよく分かるんですね。

症例1　収縮期雑音

- 収縮期雑音はよく聴取される。
- 機能性、大動脈弁狭窄症、僧帽弁閉鎖不全症の3つを考える。
- 聴診は第4肋間胸骨左縁だけでもよい。
- 「ヨカッタ」の機能性、「せま〜い」の大動脈弁狭窄症、「ポー」の僧帽弁閉鎖不全症

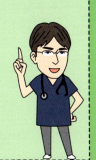

109

症例1のおさらいです。収縮期雑音はよく聴取します。機能性、大動脈弁狭窄症、僧帽弁閉鎖不全症、この3つを考えましょう。聴診は第4肋間胸骨左縁、この1カ所だけを聴くというふうにしたら、そんな大変じゃないですよね。受け持ちになったら、患者さんに挨拶をして「ちょっと音を聴かせてくださいね」と5〜10秒だけを聴かせてもらう、ということを続けると、聞こえるようになります。「ヨカッタ」という機能性雑音、「せま〜い」という大動脈弁狭窄症、「ポー」という僧帽弁閉鎖不全症、これを区別できるようになっていただけたらな、と思います。

首は大事

　話がずれますが、首ってすごく大事だよ、という話をしようと思います。キリンの心臓から脳までって、どのぐらいの距離か知っていますか？動物博士でないと知らないですよね。2m あるそうです。血圧を高くしないと脳まで血液を運べないので、キリンの血圧は何と 260/160mmHg です。超高血圧ですね。

　ほかにも心臓が頑張らなければいけないので、心筋の厚さが7cm です。普通のヒトは1cm ですね。7倍もあるんですよ。体格差を考えても厚すぎます。心拍数も早いらしいです。心拍数は体が大きい動物はゆっくり、体が小さな動物は速いのが一般的なんですけれど、キリンは別なんですね。キリンの頸動脈は径が 2.5cm 以上あるそうです。われわれの静脈には弁がついていますが、動脈には弁がないと習いましたよね。キリンは動脈にも弁がついています。心臓から頭までが高さで2m もあるので弁がないと逆流してしまうんです。そして頭の上の毛細血管が発達してい

首が長いのは大変なんです……①

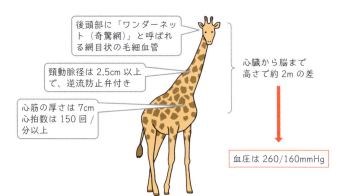

首が長いのは大変なんです……②

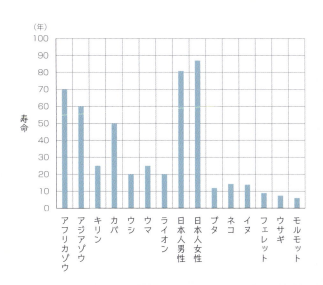

て、そこに血液を溜めておくそうです。そうじゃないと立ちくらみで倒れちゃうんです。かわいそうですね。

これは体の大きさと寿命とを比べたグラフです。こうやってみていると、人間だけが飛び抜けているんですね。人間は長生きしすぎなんです。それ以外の動物は基本的には体の大きさと寿命が相関しているんですけれど、キリンを見てください。キリンは寿命が短いんです。

キリンは進化に成功した動物だと言われるのですが、違うかもしれませんね。そうせざるを得なかっただけかもしれません。結構大変な動物ですね。なんか……お気の毒になってきました。

頸静脈は情報を握っている

⭕ 呼吸状態が悪い場合は首をみる！

症例2　**60歳男性　呼吸困難、ショック!!**

◆60歳男性が急な胸痛・呼吸困難で救急車要請
◆血圧 96/68mmHg、心拍数 120 回 / 分、
　体温 35.8℃、呼吸数 32 回 / 分、SpO$_2$ 88 %
◆肺音問題なし
◆心雑音なし
◆心電図：正常
◆胸部単純写真：正常

雑談を挟みましたが、また医学的な話に戻りましょう。症例2です。60歳の男性が急な胸痛・呼吸困難で救急車を要請しました。血圧は低めで脈も速いですね。血圧96/68mmHg、心拍数120回/分はショック指数1以上なので、ショックですね。ヤバイです。体温は35.8℃、呼吸数は32回/分で、early warning scoresでは、ひどいことになりますね。当然皆、「これはまずい」と思って対応を急いだわけです。胸の音をさっと聴くと大丈夫。心雑音もなさそうだ。心筋梗塞かもしれないので心電図をとった。あれっ、心電図は大丈夫だ。それでも心筋梗塞がいやだから、心電図をもう一回とろう。うん。大丈夫。胸部単純写真ももちろん撮ったけれど大丈夫。「えぇー!? 何だろう?」となりました。

　原因が分からず困っていた研修医を救ったのは、ベテランナースの一言でした。「先生、この人、○○ある」と言ったんですね。そのベテランナースは何をみて何と言ったのか分かりますか? この状態で何をチェックしたのでしょうね?

　先ほど雑談で首が大事だという話をしましたが、首をみたんです。首の何をみたんでしょうか? 頸静脈です。頸静脈をみておかしいと気付いたんですね。

なぜ頸静脈の診察が大切か？

心不全

④頸静脈圧が上昇する

②肺静脈の圧が上昇し肺水腫となるが、外からは観察が難しい

③肺動脈圧が上昇する

①左室の動きが悪い左心不全

　なぜ頸静脈の診察が大事かを、心不全の場合で考えてみましょう。心不全では、まずおかしくなるのは心臓の中で一番大事な左室であることが多いです。左室の動きが悪い左心不全が最初に起こります。そうすると、左室に血液を運ぶ肺静脈に血液がどんどん溜まって、ひどくなると肺に水があふれて肺水腫になります。胸部単純写真を撮ったらもちろん分かりますが、肺は外から見えないので、唯一身体所見で分かるとしたら水泡性ラ音が聞こえることです。

　肺静脈や肺からあふれた血液は、どんどん肺動脈にも溜まって肺動脈圧が上昇して、右室や右房の圧も高くなって、頸静脈が張ります。ここでようやく外から見えるわけです。血液があふれているのを見つけられる数少ない所見として、頸静脈の観察は大事です。

　ただ、頸静脈が張るのは最後と言えば最後なので、心不全が原因で頸静脈がパンパンに張ることは少ないです。ここでいうパンパンというの

は拍動すら見えないほど張っていることを意味しますけど、先ほどの症例は頸静脈が張りすぎて拍動が見えなかったんです。このような場合には、頸静脈圧が高くなる心不全以外の疾患を考えます。

○ 頸静脈圧が高くなる心不全以外の疾患

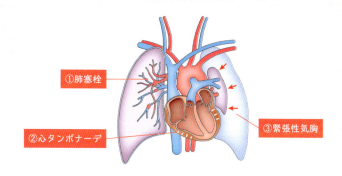

頸静脈圧が高くなる心不全以外の疾患
①肺塞栓
②心タンポナーデ
③緊張性気胸

　心不全以外に頸静脈が張る原因として3つ知られています。1つ目は肺塞栓です。肺塞栓の場合は、右室から出た血液が肺動脈のところで詰まってしまうので、肺に血液が行けないんですね。だから、肺には水は増えず、肺水腫は起こりません。胸部単純写真もきれいです。だけれども右心系に血液が充満してしまうので、頸静脈がすごく張ります。

　2つ目は心タンポナーデです。心タンポナーデは心臓周囲に水や血液が溜まってしまう病気ですね。頸静脈と下大静脈を通って戻ってきた血液が右心系に入ろうとしても、心臓が外から圧迫されているので右心系に入れないんですね。なので、血液があふれかえって頸静脈が張ります。

　3つ目は心タンポナーデと同じような状態で、緊張性気胸です。緊張

性気胸では外側から心臓が押されて、心臓に血液が戻れなくなります。

　肺塞栓、心タンポナーデ、緊張性気胸、この3つでは頸静脈圧が非常に高くなることがあります。症例2は肺塞栓だったんです。ベテランナースの「頸静脈がすごく張っている」という言葉に「えっ!?」となって、造影CTを撮影して肺塞栓と診断できたケースです。

症例2　呼吸困難、ショック!!

- 呼吸状態が悪い人は頸部をみよう！
- 頸静脈圧は心不全の診断に有用
- 頸静脈怒張は肺塞栓、心タンポナーデ、緊張性気胸など重篤な疾患を示唆する！

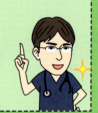

　症例2は呼吸困難とショックの症例でした。実は呼吸困難やショックの患者さんの診察では、頸部の診察がかなりの情報を握っているんですね。頸静脈圧が高ければ、それは心不全を疑う根拠にもなりますが、ほかにも肺塞栓や心タンポナーデ、緊張性気胸といった重篤な疾患を示唆する所見として知られています。すごく大事ですね。

頸静脈の見方

　「頸静脈が張っているからおかしい」とすぐ言えるようになりたいんですが、頸静脈をみるのは難しいので、実際にやってみましょう。頸静脈って4本あるんですよ。右内頸静脈、右外頸静脈、左外頸静脈、左内

頸静脈です。内頸、外頸がそれぞれ左右にあるので合計4本あるんですね。

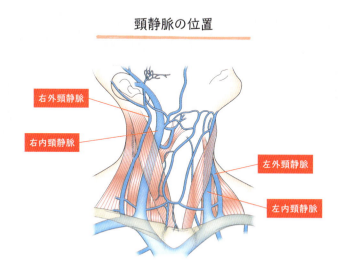

頸静脈の位置

どこをみるべきか分かりますか？　どこでもいいのですが、できたら心臓から一直線につながっている右の内頸静脈をみると一番いいですね。中心静脈ルートを取るときに右内頸静脈に入れることが多いのも同じ理由です。左側は曲がりくねっているので、圧をきれいに反映しないかもしれないですね。外頸静脈は外側にあるので見やすいですが、筋肉に挟まれて折れ曲がっていたりするので、人によってはきれいに見えないことがあります。なので、右の内頸静脈が一番いいです。少なくとも右ということだけ覚えておきましょう。

では、実際にやってみましょう。45ルールです。首を45度左に傾けると見やすくなるので、少し首を傾けます。大体でいいです。ギャッジ

頸静脈波形の見方

頸部を対側へ 45 度回旋し、ギャッジアップ 45 度で胸骨角から 4.5cm 以上あれば頸静脈圧は高い

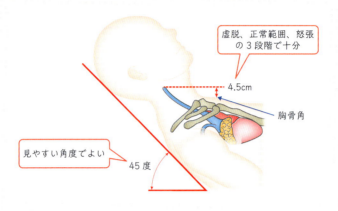

アップは 45 度。胸骨角は心電図をとるときに目安にするところで胸骨にあるでっぱりでしたね。そこから垂直に 4.5cm あるかないかで頸静脈圧が高いか低いかを判断します。ただし、ギャッジアップは 30 度の方がいい人もいるし、45 度の方がいい人もいます。見えるところでいいです。「45 ぐらいルール」といった方がいいかもしれません。あまり角度にこだわらず、見やすい角度を探してください。4.5cm というのもざっくりでいいです。頸静脈圧が高い、正常、低いの 3 つに分けると、頸静脈圧が高いと思った場合には心不全が疑われ、脱水はほぼ否定できです。圧が低いと思った場合には脱水が疑われ、心不全はほぼ否定できます。でもちょっとの脱水やちょっとの心不全ぐらいだと頸静脈圧が正常なこともあるのです。頸静脈圧は完璧な検査ではありません。簡単にみることができるのが一番のメリットです。だからざっくりでいいんです[3]。

頸静脈の拍動

- ❖ 左でも外頸静脈でもよい。ただし、拍動が見えることが大切
- ❖ 心不全患者の治療前後でみるようにすると分かるようになる。

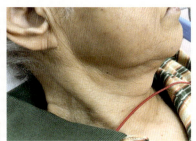

AR動画 ▶

　「ポコンポコン」と拍動しているのが分かりますね。拍動しているのが大事です。心不全の治療をすると拍動が消えて、一目瞭然です。

　よくみると「トントン、トントン」と、二峰性です。動脈は「ドン、ドン、ドン」、静脈は「トントン、トントン」です。慣れればこの拍動の違いで動脈をみているのか静脈をみているのか分かるようになりますが、最初は難しいかも知れません。

　頸静脈圧のすごいところは何かというと、例えば心不全で入院しますよね。心不全の患者さんのおしっこが2L出ました。水をもっと抜くかどうか、どうやって決めると思いますか？これを判断できる身体所見は頸静脈圧しかないんです。「頸静脈がまだ張っているので、血管の中の水がまだ多いから、抜きましょう」と判断します。脱水の人に2L補液しました。もっと補液をしていいかどうか、どうやって判断するのでしょうか？これも頸静脈圧です。「頸静脈の圧がまだ低いので、もっと補液をしましょう」となります。「2L おしっこが出たからいいや」「2L 入れたからいいや」だと、後手後手になります。頸静脈をみないと分からないですね。

　いくつか頸静脈の動画を紹介します。

この拍動は動脈か？ 静脈か？

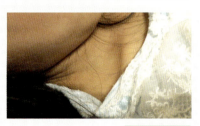

AR動画 ▶

　拍動が動脈か静脈か分からないときは軽く鎖骨の上を押さえます。頸静脈の場合は鎖骨の上を押さえると、心臓からの圧が伝わらなくなるので、拍動が消えます。押して消えたなら頸静脈だと確実に分かります。動脈だったら拍動を触れはしますが、軽く押さえただけでは拍動は消えずに見えたままです。静脈か動脈か悩んだときは押さえてみることが大事ですね。押さえる場所は心臓と頸静脈の間です。頸静脈の根本といってもいいでしょうか。

拍動がない場合は要注意

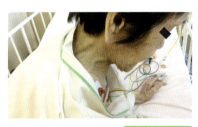

AR動画 ▶

これは、座っているのに頸静脈が見えています。頸静脈圧がすごく高いはずなのに酸素を吸ってない。おかしいです。こういった場合は首を動かします。そうすると、ある角度では急に頸静脈がぺしゃんこになります。何が起こっているかというと、先ほど外頸静脈は筋肉のところで折れ曲がっていると言いましたね。外頸静脈が筋肉で押されて、静脈の中の血液がうっ滞してしまうことがあるんです。この場合は拍動が見えないことが特徴です。静脈がこんなに浮き出ているのに拍動がないんです。拍動がないということは、心臓の圧を反映していないということです。心臓の圧を反映していたら、絶対に拍動します。静脈圧をみるときには、拍動があるものにだけ意味があると覚えておきましょう。拍動がない場合は偽物かもしれないということです。時々だまされますから注意しましょう。

　ちょっとしたテクニックを紹介します。太陽がバンバンに当たっているような明るい場所であったり、無影灯がついていたりすると、影ができないので拍動がみにくいです。頸静脈がよく見えないと思ったときには、首に影ができるように斜め方向からペンライトを当てたりすると、影のおかげで拍動している様子が見やすくなります。正面からではなく横の方から斜めに光を当てるのがコツです。夜、当直中に呼ばれて、暗い診察室でみるときの方が意外と見やすかったりします。

　角度を工夫しても頸静脈がうまく見えないとき、頸静脈圧が低いのか、見えていないだけか、悩むことがあります。もし見えないときにどうするかですね。頸静脈の根本、鎖骨の上ぐらいを押さえると、静脈が浮き出てきます。静脈が浮き出てきたところで指を離すと、ストンと下がります。静脈を押さえたら、心臓に血液が戻らず溜まりますので、うっ血している状態になりますね。手を離したらストンと下がるということは、

頸静脈圧が低いのか、見えていないだけか？

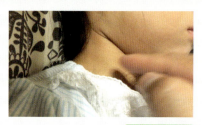

頸静脈圧が低いということです。しばらく押さえて離すことで、ただ単に見えにくい患者さんというわけではなくて、本当に頸静脈圧が低くて見えないのだという証拠がつかめます。ここまでやったら完璧だと思います。

腹部頸静脈逆流

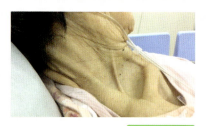

少し難しいのですが、腹部頸静脈逆流というのがあります。お腹を押さえると腹部に溜まった血液が心臓に戻ってくるので、一時的に頸静脈

圧が上がるのを利用する方法です。実際にみてみましょう。

　この患者さんは心不全で酸素を吸っています。頸静脈の拍動が見えていますね。胸骨角から 4.5cm 以上はありますね。この患者さんのお腹を押さえて腹腔内圧を上げると、血液が心臓に戻っていくので、頸静脈がグーッと張ります。元気な心臓であれば増えた血液をちゃんと処理できるので 10 秒以内に元の頸静脈圧に戻ります。10 秒ぐらいしても明らかに頸静脈圧が高いままの場合、増えた血液を心臓が処理できていません。つまり、心不全と考えてよいです。

腹部頸静脈逆流による心不全の診断

	感度	特異度
急性呼吸不全患者における心不全の診断	24 （9〜48）	96 （79〜100）

［Marantz PR, et al. Chest. 97 （4）, 1990, 776-81 より］

　そして手を離すと、心臓が処理できずに静脈にあふれていた血液がお腹の中に戻るので、頸静脈圧はストンと下がります。これは本当に心不全だということがよく分かる症例ですね。

　先ほど、頸静脈がみにくいときに頸静脈の根本を押さえる方法を紹介しましたが、腹部頸静脈逆流を使う手もあります。お腹をグッと押さえると、頸静脈がヒュッと浮き出ます。普通の人だったら一瞬上がって、数秒ぐらいでスーッと下がります。血液量が増えても、すぐ処理してしまうんですね。中には脱水だったり、心臓に余力がありすぎて、全く見えないままの人もいます。

> **症例2　頸静脈の見方**
> - 右内頸静脈の拍動をみるが、二峰性の静脈拍動が確認できればどこもよい。
> - 45度ギャッジアップで胸骨角より4.5cm以上が目安だが、おおよそでよい。
> - 頸部の位置、ギャッジアップの高さ、静脈近位部圧迫、腹部圧迫で見やすくなるよう工夫しよう。

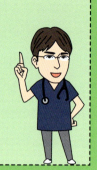

　かなりマニアックな見方まで紹介しましたが、症例2のおさらいです。右内頸静脈拍動をみますが、二峰性の静脈拍動が確認できればどこでもいいです。そして45ルールです。首の位置やギャッジアップの高さ、頸静脈の根元を圧迫するなど、見やすくなるよう工夫しましょう。

脈で心房細動を見つけよう

　では参考までに、心房細動に注意するんだよ、という話を2つぐらいしたいなと思います。

脈による心房細動の診断

	感度	特異度	LR＋	LR－
触診	92	82	5.2	0.1

LR：尤度比

[Taggar JS, et al. Eur J Prev Cardiol. 23 (12), 2016, 1330-8 より]

1つ目は、心房細動を見落とさないようにしましょう、という話です。最近は自動血圧計が増えているので、脈を触れる習慣が薄れているそうですが、やはりよくないですね。脈を触れないと、機械に表示される血圧、脈拍数だけを記録して、不整脈に気付かないままおしまい、になってしまうんです。心房細動は年間5％ぐらいの割合で脳梗塞を起こすんですよ。ワルファリン投与や抗凝固療法を行えば、脳梗塞は3分の1に減らせます。いつも外来にかかっていた患者さんで脳梗塞になってしまった方はいませんか？　そんな患者さんの脳梗塞は、もしかしたら自分が脈を触れてさえいれば防げたかもしれないと思うと、脈を触れる意義は重大だと分かりますね。

　なので、心房細動を見落とさないように、外来で血圧を測るときにも、脈に触れてあげるのが大事かなと思います。「時間がないよ」と思われる方もいるかもしれませんけれど、血圧測定は自動血圧計のままで、ただ脈を触れるだけでもいいんです。しゃべりながらでいいですね。「○○さん、今日はどうですか？」と言いながら習慣的に脈に触れるのを忘れないようにしていただきたいなと思います。

　表に尤度比（likelihood rario）という言葉が出てきます。この尤度比が1よりも大きい場合、可能性が高くなります。尤度比が2より大きければ少し可能性が高くなる、5より大きければとても高くなる、という目安です。脈を触診して、リズムがでたらめな場合の心房細動に対する陽性尤度比は5.2ですので、脈を触れるだけで心房細動と強く疑うことが可能です。高齢者の心房細動の有病率は3％程度ですが、実際に計算してみると、心房細動の可能性が3％しかないと思っても、脈をみてリズムがでたらめならば、心房細動の可能性は14％と高くなります。

　逆に尤度比が1より小さい場合は可能性が低くなります。0.5より小さ

ければ少し可能性が低くなり、0.2より小さければ可能性はとても低くなる、というのが目安です。先ほどと同様に心房細動の可能性が3%とした場合、脈が整ならば尤度比は0.1であり、心房細動の可能性は0.3%しかありません。ノモグラムという図を使うと、計算しなくても検査後確率を出すことができます。

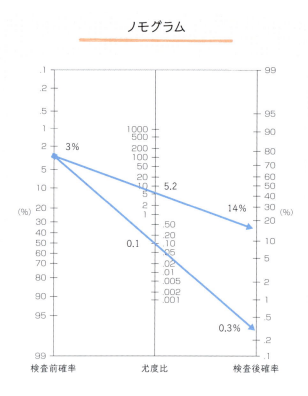

もう一つ、心房細動だと分かっている場合は、脈拍数だけをみていてはいけない、というのがあるんです。心房細動の治療ではrate control（心拍数コントロール）を行います。でも、脈拍数コントロールという

心房細動で脈拍数はあてにならない

❖ 心拍数コントロールは心房細動で重要
❖ 正確な心拍数＝心電図での心拍数
　≧聴診での心拍数　≧脈拍数

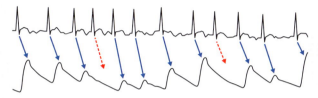

┄┄▶ 脈拍を触れない

言葉はありません。心房細動で頻脈となっている患者さんで心電図モニターが付いていたら、ぜひ注意してみてください。心電図でみる心拍数とSpO_2モニタの波形でみる脈拍数は違うことが多いです。

　脈が速いときは心臓が拍動していても、動脈圧が下がって、SpO_2モニタ波形で脈が見えないことがあるんです。そのようなときは当然脈も触れません。だから、心拍数と脈拍数とを比べると、心房細動の人では脈拍数が少ない。「脈拍数は90回/分ぐらいだからいいわ」と思っていたら、心拍数が130回/分を超えているということが起こり得るわけです。心房細動のとき、特に心拍数コントロールを行っているときには脈拍数のチェックだけでは不十分です。モニター心電図を毎回付けるわけにはいかないので、僕は必ず聴診器で心拍数を聴いて数えるようにしています。

References
引用・参考文献

1) Reichlin S, et al. Initial clinical evaluation of cardiac systolic murmurs in the ED by noncardiologists. Am J Emerg Med. 22 (2), 2004, 71-5.
2) McGee S. Etiology and diagnosis of systolic murmurs in adults. Am J Med. 123 (10), 2010, 913-21.e1.
3) Cook DJ, Simel DL. The Rational Clinical Examination. Does this patient have abnormal central venous pressure? JAMA. 275 (8), 1996, 630-4.
4) Marantz PR, et al. Clinical diagnosis of congestive heart failure in patients with acute dyspnea. Chest. 97 (4), 1990, 776-81.
5) Taggar JS, et al. Accuracy of methods for detecting an irregular pulse and suspected atrial fibrillation：A systematic review and meta-analysis. Eur J Prev Cardiol. 23 (12), 2016, 1330-8.

4時間目
腹部の診察

腹膜刺激徴候に注意！

診察は「視聴打触」

症例1　25歳男性　腹痛

- ❖今朝からの上腹部痛、嘔気のため、夜になって救急車を要請
- ❖血圧 132/70mmHg、心拍数 84 回 / 分、呼吸数 14 回 / 分、SpO$_2$ 99 ％、体温 36.9℃
- ❖前屈みでゆっくりと入室。上腹部に圧痛なし。

- ❖歩くと右下腹部に痛みが響く。右下腹部に圧痛あり。

　4時間目は「腹部の診察」です。では、症例1からいきましょう。

　25歳の男性が、朝からの上腹部痛、吐き気で、夜になって救急車を呼んだということです。血圧が 132/70mmHg、心拍数が 84 回 / 分で、ショックではないですね。呼吸数は 14 回 / 分、サチュレーションは 99 ％で、体温 36.9℃ です。「前屈みでゆっくり入室し、上腹部に圧痛なし」、もしかしたら救急医はこれだけで診断できるかもしれません。何がキーポイントかというと、「前屈みでゆっくりと入室」、ここが大事です。「上腹部に圧痛なし」。痛いと言っていた場所が押しても痛くない。なのにとても痛がっています。これはどういうことでしょうか？

　歩いたときに響くのは右下腹部で、お腹を触ってみると右下腹部に圧

痛があります。でも病歴では上腹部痛でした。上腹部、心窩部、へそまわりの痛みはいわゆる内臓痛でも起こります。内臓痛というのは、そのあたりがむかむかして、重苦しく痛みますが、必ずしも原因はそこにはありません。例えば、胃が痛いと言って受診する心筋梗塞がありますよね。心臓の病気でもお腹の中の病気でも、何でも上腹部の痛みを起こすことがあります。だからお腹を触ってみて、本当はどこが痛いかを確認することが大事です。

　診察には「視聴打触」という言葉があります。「視聴打触」は、「診察するときにはまずみよう」です。「パッとみて分かることがいっぱいあるよね」ということです。例えば、パッとみて手術創がないか、あるいはお腹が張っていないか、ですね。実は腸閉塞の診断において、腹部に手術痕がないことが最も感度が高い、つまり手術痕がなければ腸閉塞の可能性は低くなるということが分かっています。また、腹部が膨隆していることや、お腹をみたときにうねうねと腸が蠕動している様子が見えることは特異度の高い所見、つまり腸閉塞の可能性を高くする所見として知られています。この腹部膨隆というのは個人差があるので、その判断は意外に難しいわけですけど、明らかに膨隆していたら聴診や触診よりも腸閉塞の可能性を高くするので、腸閉塞の診断には視診がとっても大事です。

　まずはそういったことをパッとみて判断しましょう。その後に聴診をします。お腹を触った後だったら、お腹がゴロゴロ動き出してしまうので、触診の前に聴診ですね。また触診するときにいきなりお腹を触ったら、すごい痛いかもしれないから、軽く打診ぐらいで最初はみていきましょう。それからしっかりと触ろうね、ということで「視聴打触」です。

　皆さんが「視聴打触」を全部しっかりやろうと思うと大変ですので、

腸閉塞の診断における視聴触診の有効性

		感度	特異度	LR＋	LR－
視診	腹部手術痕	85	77	3.7	0.19
	腸蠕動視診可能*	6.3	99.7	21	0.94
	膨隆*	63〜67	89〜96	5.8〜16.8	0.34〜0.42
聴診	腹部蠕動音異常	76	88	6.3	0.27
	腸管蠕動音亢進*	39.6	88.6	3.5	0.68
	腸管蠕動音低下*	22.9	92.8	3.2	0.83
触診	圧痛	69	73	2.6	0.42
	腹部腫瘤*	18.8	91.4	2.2	0.89
	反張痛	41	52	0.85	1.1
	筋性防御あり	63	47	1.2	0.79

LR：尤度比
[Eskelinen M, et al. Scand J Gastroenterol. 29（8）, 1994, 715-21、*は Böhner H, et al. Eur J Surg. 164（10）, 1998, 777-84 より]

今回は触診に限ります。診察の流れには「視聴打触」というのがあるんだな、くらいは知っておいてもらってもいいかもしれません。

⃝ お腹の触診

では、触診について考えてみましょう。腹痛患者さんで原因は何かを確かめるのに一番大事なのは触診です。小腸の場合は、どこが痛いでしょうか？ 小腸はお腹の広い範囲にあるので、お腹全体が痛いという方が多いです。皆さん、経験ないですか？ お腹を壊したときに、お腹が「グルグルグルッ」と痛くなる。そのときはお腹全体が痛くなったんじゃないでしょうか？ あるいは大腸の場合は下腹部全体のこともあります。腸が蠕動したときに痛むので、腸の痛みは間欠的なことが多いです。

痛みの範囲

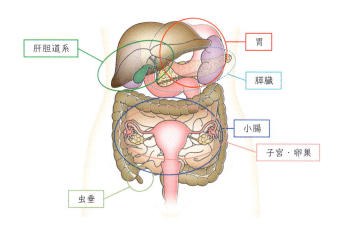

　心窩部痛を胃痛と表現する患者さんもよくいます。心窩部には確かに胃がありますね。胆道系は右寄りですけれど、これも心窩部とかぶっているんですね。心窩部で忘れてはいけないのは、奥にある膵臓です。患者さんはこれも心窩部痛だと言ったりします。そこに何があるのか、という解剖学的なイメージを持ってください。肝臓、胆管は右寄りだけれど真ん中にもあるな、膵臓は真ん中だけれど後ろの方だな、ですね。膵臓の場合、背中が痛いという患者さんもいますね。そして右下腹部と言われれば、やはり虫垂炎を考えますよね。

　女性の場合、右だろうと左だろうと正中だろうと、下腹部のときには必ず子宮・卵巣を考えましょう。押さえて痛い場所には解剖学的に何があるのかがすごく大事なので、お腹の中の臓器の位置を一度おさらいしておくといいですね。

4時間目　腹部の診察　腹膜刺激徴候に注意！

133

症例の患者さんの場合は男性で右下腹部痛なので、「虫垂かも？」と思うわけですね。もう一つ大事なポイントは、歩いたらすごい痛がるんです。歩くと響くので、響かないようにそろそろ歩く。これがものすごく大事なキーワードになります。このキーワードから導かれるのは、腹膜炎です。

◯ 腹膜炎は揺すって確認

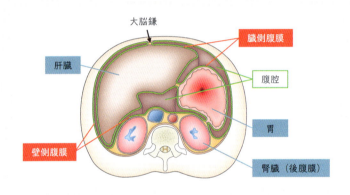

腹膜炎は外科的疾患の「センサー」のようなもの

　腹膜はそれぞれの内臓の周りを取り囲んでいますし、その上に全体を取り囲んでいる腹膜もあり、二重になっています。腹膜はものすごく敏感にできているんです。例えば、胃は食べ物を通しますよね。ですから、胃を敏感にしすぎると食べるたびに痛いので困りますね。「今、食べているから、めっちゃ痛い」と言いながら食べないといけない。毎食となると、もはやこれは拷問ですね。なので、胃は鈍感なんです。腸も鈍感なんです。臓器の中は鈍感でいいんです。

でも胃に穴が開いたら、これはおおごとですね。ではどうするかというと、胃の外側を敏感にしています。胃の内側を通るときにはスーッと食事が通ってほしい。でも胃が破れようものなら、ものすごい危険信号を出します。そのために腹膜がものすごく敏感にできていて、ここに炎症が起こって痛みが出ることを腹膜炎と呼ぶわけです。昔は、腹膜炎の徴候がある場合は「外科腹」と言っていたんです。外科の先生にお願いしないといけないお腹の痛みということですね。歩いたら響く。「あ、外科腹だね」。お腹を触ったらすごい痛がる。「あっ、外科腹だね」。こんな感じの言い方をする年配の医師もいます。

肝臓はどうでしょう？ 肝臓はたくさんの役割を果たしています。いろんな役割があるので、臓器の中に神経を入れる余裕がありません。肝生検ではバチンと肝臓の組織を採りますが、神経がほとんどないので生検自体はそんなに痛くないです。肝臓の表面にはしっかり麻酔をかけますが、肝臓の中には麻酔はかけません。肝臓の痛みを感じないのはもちろんよくないので、肝臓表面もやはり腹膜で覆われています。腹膜というのはセンサーですね。このセンサーに異常が出たときが腹膜炎ということになります。

臓器を覆う膜の方が痛いのは、胸膜でも同じなんです。肺炎で胸が痛いという患者さんって多いですか？ 少ないですよね。呼吸が苦しいとか、熱が出た、というのが多いと思うんですよ。でも膿胸や胸膜炎は痛いんです。肺の中はそんなに痛くなく、肺の外に出たところは胸膜があるのでものすごい痛い。これはお腹と一緒です。お腹の臓器の中はあまり痛くない。臓器の外に出て腹膜のところまで炎症が波及すると急に痛くなります。膜は痛みに敏感です。

腹膜炎は揺すって確認

❖ 虫垂炎、消化管穿孔、骨盤腹膜炎など腹膜炎を起こす疾患では腹膜炎徴候が診断に大事
❖ 敏感な腹膜は揺すられると痛む。

❖ お腹を触診すると腹筋に力が入る
「筋性防御」
❖ 押したときよりも離すときに痛い
「反跳痛」
❖ 打診をすると痛む
「タッピング・ペイン」

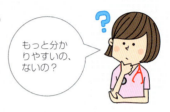

 腹膜は非常に敏感なので、診察では揺することが大事です。軽く揺すって痛いのが大切な所見です。歩いたら響く、というのは典型的ですね。
 腹膜に炎症があることを示す所見、腹膜刺激徴候と言いますが、これにはほかにどういうものがあるかというと、筋性防御と言われるものがあります。ディファンスと表現する外科医もいるかもしれません。お腹を押したときに、力を入れてお腹が揺すられないようにぐっと頑張る、これが筋性防御です。ぐーっと押したときよりも離すときの方が「ボヨヨヨーン」と揺れるのは感覚的に分かりますか？ 手を離したときの方が痛いのは腹膜炎なんですね。反跳痛なんて言います。外科医はリバウンドと言うかもしれません。打診をすると痛む。これはタッピング・ペインなんて言ったりしますが、「ポンポンポン」と叩くと、それだけで痛がる。こういったものが腹膜刺激徴候と言われ、「ヤバイ」という所見ですね。

看護師さんが診察するときに、例えばトリアージするときに、細かく全員の筋性防御、反跳痛やタッピング・ペインをみていたら時間が結構かかります。サッサッサッとみたいです。そんなときにいい方法があります。お腹全体を均等に揺すりたいんです。そうしたら1回で済むし、どこが一番悪いかが分かります。そうじゃないと、「右と左とどちらが痛い？」「上の方と下の方とではどちらが痛い？」と全部確認しないといけません。これでは大変なので、全体を均等に揺すって、どこが一番痛いかを聞くのが、一発で済むためオススメです。

お腹全体を均等に揺するには？

　どうすればよいか、いくつか案を考えてみました。皆さん、一番いいと思う方法はどれでしょうか？

お腹全体を均等に揺するには？①

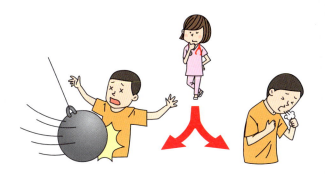

①お腹に鉄球を当てる。
②咳をする。

どちらでしょう？ これは咳ですね。立てない人で咳ができる人にはやってもらいます。ちゃんと論文もあります[3]。

次です。

お腹全体を均等に揺するには？②

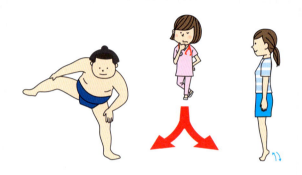

①四股を踏む。
②つま先立ちして踵から落ちる。

　どちらがいいですか？ どちらでもいいかもしれませんけれど、四股は踏んでくれないかもしれませんね。ということで、つま先立ちして踵をポンと落とす。踵落とし試験なんて言ったりしますが、これは比較的勧められます[4,5]。僕も腹痛患者さんには必ずこれをします。

　次、どちらがいいですか？
①車でぶつかって事故を起こしてもらう。
②スピードバンプで痛いかどうかをみてもらう。

　これはスピードバンプがいいですね。スピードバンプというのは、車がスピードを落とすように、わざと作られた段差です。これも論文があって、イグノーベル賞をとっています[6]。

お腹全体を均等に揺するには？③

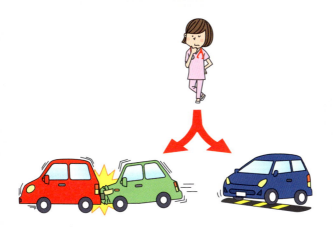

　イグノーベル賞って知っていますか？　ノーベル賞とは違って、おもしろい研究で人を笑わせてくれる、ただ少し考えさせられる研究に与えられる賞です。「スピードバンプで痛かったですか？」を聞いて、痛かった人は急性虫垂炎の可能性が高い、という結果らしいです。

　これは使えますよね？　大きな病院だったら駐車場にスピードバンプがついていませんか？　車で来た患者さんに「駐車場に車を入れたときにお腹に響いたりしなかった？」って聞いてみたらいいですね。「響きました」と言われたら「外科腹だ」ということです。

　次です。
①待合室にマッサージチェアを買ってもらう。

　これはどうですか？　患者さんがいないときに使えますよ。これ、どこかの病院でやってほしいですよね。
②ストレッチャーで揺さぶる。

お腹全体を均等に揺するには？④

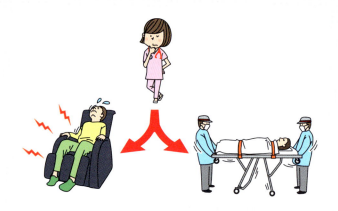

　揺さぶるというのは聞こえが悪いかもしれませんが、ストレッチャーで段差を越えるときに痛がるかどうかをみます。論文はないですが、救急医からはストレッチャーサインなんて言われたりします。「1、2、3」でストレッチャーからベッドに移す。そういったときに患者さんの顔色をみるわけですね。どこを痛がるか、思わず押さえる場所をみます。みていて右下腹部を押さえたら「ああ、虫垂炎かな」と分かっちゃったりします。これが右上腹部だったら十二指腸潰瘍穿孔や胆嚢炎を考えます。痛がり方も気を付ける。それが大事ですね。

症例1　腹膜刺激徴候

- 内臓痛は漠然とした疼痛（⇔体性痛）
- 踵落としで体性痛があれば（腹膜刺激徴候）、手術を必要とする病気を疑う。

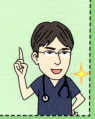

症例１のおさらいです。内臓痛は漠然した疼痛で、それだけでは腹痛の原因は分からないことが多いので、触診で痛い場所はどこかをまず確認します。

　軽く揺するだけで激しく痛む場合は腹膜刺激徴候を考えます。踵落とし試験が一番分かりやすいかと思います。これがあれば手術が必要となる可能性もある嫌な徴候です。圧痛の場所の確認と腹膜刺激徴候があるかどうか、この２点をまずは確認しましょう。

心窩部痛と冷や汗は心血管系疾患の除外から

⟲ 患者さんの冷や汗、自分も冷や汗

> **症例2**　60歳女性　心窩部痛
>
> ❖60歳女性、心窩部痛・嘔気
> ❖血圧106/74mmHg、心拍数68/分、体温35.8℃、呼吸数20回/分、SpO_2 97％
>
> ❖腹部：心窩部に軽度圧痛があるのみだが、痛みでじっとしていられない。
> ❖指趾は冷たく、冷汗あり。

　症例２にいきましょう。60歳女性に心窩部痛と嘔気があります。また心窩部痛ですね。血圧106/74mmHg、心拍数68回/分、体温35.8℃、呼吸数20回/分、サチュレーションは97％です。じっとしていられな

いぐらい痛いわけですね。

　これは何だと思いますか？ 指趾は冷たく、冷や汗がみられます。非常に良くない状態で、「何となくヤバイな」というのは分かりますか？ 基本的に、患者さんが冷や汗をかいたら、自分も冷や汗をかいてください。指趾が冷たい、冷や汗があるというのは交感神経が非常に刺激されている状態で、それはすなわち重篤な疾患があるということです。非常に良くない状態です。

患者の冷汗、自分も冷汗

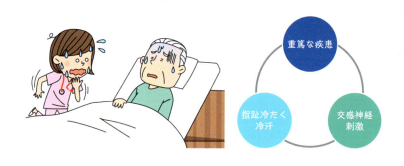

　心窩部痛があって、じっとしていられないぐらい痛い。これは何を意味しているでしょうか？ じっとしていられないということは、腹膜刺激徴候がないということです。腹膜刺激徴候がないのに、むちゃくちゃ痛いんです。何かおかしなことはありませんか？ 身体診察の中で一番大事なものは何でしたか？ 1時間目のレクチャーを思い出してください。「vital is vital」という言葉がありましたよね。バイタルサインをみてください。おかしいと思いませんか？ 何かが合わないんですよ。冷や汗をかくほど、じっとしていられないぐらいの痛み。それはもしかした

ら、「経験していないおまえが言うな」と言われるかもしれないけれど、出産の痛みぐらいかもしれません。

　そのような状況で、このバイタルサインはどう思いますか？ こんなに痛くて血圧が106mmHgで済みますか？ 心拍数が68回/分で済みますか？ ここに違和感を持ってほしいんです。おかしいなと思ってほしいんです。ということは、この人の病気は何でしょう？ 何となく分かりませんか？　心臓です。心臓がおかしい。頑張れていないんです。

◯ 腹膜刺激徴候がなくて激しく痛むのは？

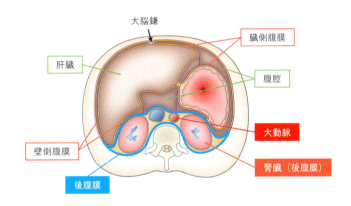

心血管系（心臓や大動脈）、腎臓は
痛みが強くても腹膜刺激徴候は出現しない

　腹膜刺激徴候がないけれども激しく痛むのはどういう場合でしょうか？ 心臓は胸腔内にあるので腹膜は関係しません。腹膜の後ろの後腹膜には血管と腎臓があります。このあたりは触っても動いてもそんなに痛くはありません。だから、じっとできないくらい激しく動いてしまい

ます。尿管結石の人がそうですね。救急外来でベッド上に横になっていられず床でのたうち回った人がいます。そのぐらい痛いんです。でも、消化管穿孔の人は絶対動きません。動いたら余計に痛いから、動きたくなくてじっとしていて、単純写真を撮るときでも上向くのが大変です。鎮痛薬を打ってから、ようやく上を向いて CT を撮ったりすることもあるぐらいです。そのぐらい違うんですね。

　激しい腹痛で腹膜刺激徴候がない時点で、心血管系か腎臓のどちらかをまず考えます。腎臓だったら右左のどちらかに偏ります。この症例では血圧は低いし脈は遅いし、「これは!?」ということで心電図をとると ST が上がっていて、「心筋梗塞だね」となるわけです。腹膜刺激徴候の有無とバイタルサインからここまで分かっちゃうんですね。

心筋梗塞

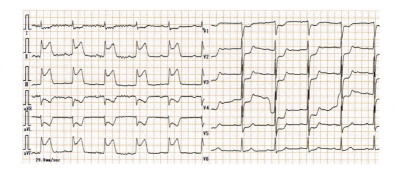

　症例2のおさらいです。心窩部痛の患者さんでは心筋梗塞の否定から、というのが救急外来の掟です。「へそより上の疼痛では心筋梗塞を否定しましょう」というルールがあるんですね。胃痛という言葉はあまり使わない方がいいかもしれませんね。本当に胃が痛いと分かっていたら苦

> **症例2** 心窩部痛
>
> ❖ 心窩部痛患者は心筋梗塞否定から
>   （胃痛とは言わないように）
> ❖ 腹膜刺激徴候を伴わないが、（冷や汗を伴うような）激しい腹痛は心血管系疾患除外から

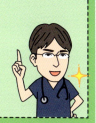

労しないわけですね。胃じゃないかもしれないから困るわけです。心窩部痛患者は心筋梗塞否定から始めましょう。腹膜刺激徴候を伴わないけれども冷や汗をかくような激しい腹痛は、心血管系疾患の除外からです。心筋梗塞や大動脈解離を除外しなければなりません。

悪寒戦慄は緊急事態！

○ 震えたら怯える！

> **症例3** 90歳女性　発熱
>
> ❖ 前日に寒気と震え、38.1℃の発熱、食欲低下があり、電話で相談。
> ❖ 血圧 126/74mmHg、
>   心拍数 68回/分、
>   体温 36.2℃、
>   呼吸数 14回/分

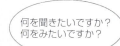

何を聞きたいですか？
何をみたいですか？

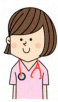

次のケースです。90歳の女性の発熱ですね。前日に寒気と震え、38.1℃の発熱、食欲低下がありました。これは僕の親戚なんですよ。僕が医師1年目のときだと思うんですけれど、親戚のおばあちゃんから電話があったんです。「昨日、寒くて震えた。熱が38.1℃あったけれど、今は36℃台に下がっている。昨日の夜は全然食べられなくて水分ぐらいだった」って言うんですよ。血圧を測ってもらったら、126/74mmHg、心拍数68回／分で問題はないですね。熱も36℃台に下がっているし、呼吸はちょうどおばあちゃんの家に来ていたおばさんに測ってもらいましたが速くありませんでした。サチュレーションは普通の家ですから分かりません。でも、一般の家庭でもこのぐらいのバイタルサインは取れますよね。

　僕が医師だったから聞かれたんだと思うんですが、皆さんも医療従事者なので、結構こういう無理な相談が来ますよね。久しぶりに会った友人や親戚から健康相談されるという看護師さんも多いんじゃないでしょうか。せっかく頼りにされたなら、何とかその期待に応えたいですよね。テレホン・メディシンという、電話でどのぐらいどうやって絞り込むかという学問があるぐらいですね。これはまさにそういうケースで、電話でどうやって絞り込むかですね。受診させる必要があるかをどう判断するかです。

　このケースでは、まず震えが気にくわないですね。非常に嫌です。「患者が震えたら、医師は怯えろ」と僕は教えてます。寒気がない人では菌血症の可能性は2％。つまり血液培養から細菌が生えてくる可能性は2％しかない。それが、寒気があって、カーディガンを羽織るぐらいだと5％ぐらいに増える。布団をかぶるぐらいは12％。ブルブルと全身が震える。歯がガチガチ鳴る。この「ブルブル・ガタガタ」では3割近くの人が菌血症なんです[7]。なので、震えるような場合は、基本は受診させた方が

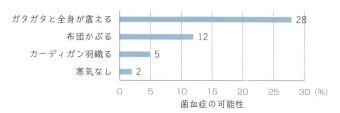

[Tokuda Y, et al. Am J Med. 118（12）, 2005, 1417 より]

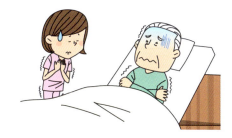

　いいですね。当院が提携しているグループホームでは、寒気でガタガタ震えたら事前連絡なしで受診です。どうせ受診させるので相談はいらない。さっさと来る準備をして受診してもらう、というようにしています。それが大事です。

　僕のおばあちゃんは、受診させなければならないと思ったけれど、情報が不十分なので、菌血症になっているかもしれない重症な細菌感染症だとして、どこに細菌がついているのかをさらに考えました。

　一般的に、おばあちゃん、おじいちゃんが熱を出して入院して、「〇〇感染症」と病名がつくとしたら、どこの感染が多いでしょうか？

ⓞ 尿路感染症と胆道炎を見逃すな！

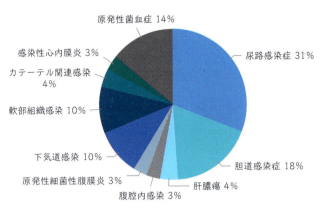

市中における高齢者菌血症の原因内訳

[Lee CC, et al. Medicine (Baltimore). 86 (3), 2007, 138-44 より]

　高齢者の菌血症の原因で多いのは尿路感染症と胆道感染症です。まず尿路感染症が圧倒的に多いです。確かに肺炎もありますが、肺炎ではたいがい呼吸が悪いので、すぐに分かります。おばあちゃんは「呼吸はしんどくない」と言うんですよ。なので、尿路感染症かなと思ったんですね。
　そこで聞いてみたんですよ。「おばあちゃん、おしっこはどうだった？」。頻尿、残尿感、排尿痛といった膀胱刺激症状はないということでした。尿路感染症かどうかはっきりしないなと思ったんですね。「おしっこの色はどうだった？」と聞いたら、「何だかすごく濃かったわ」と言っていました。熱が出ているし、脱水になっていれば濃くてもいいなと思ったんですが、尿の回数はいつもと同じで、しっかりとした量が出ているとい

症例3　尿の変化は？

- ◆赤茶色の濃い色だった。
- ◆おしっこをするときに痛みはない。
- ◆尿の回数はいつもと同じでしっかりとした量が出ている。
- ◆排尿後に残っている感じはしない。

⇒病院へ行くように説明し、胆管炎と診断

うんですね。夜2回起きて、トイレに行って、ちょろっと出たんじゃなくて、いつもと同じ量しっかり出た。

　ということは、もう診断は決まりなんですよ。菌血症を起こしている可能性があります。尿路感染症の可能性が一番高いと思ったけれども、尿路感染症の症状がなく、色のついたおしっこが出ています。これは脱水じゃなくてビリルビンによる着色なんですね。ということで、「胆道感染症で入院になると思うので、入院の準備をして病院を受診してね」とおばあちゃんに説明しました。バイタルサインと簡単な病歴だけでうまく判断できることもあるんですね。

◎ 肝臓も腎臓も打診

　腎臓に炎症が起こるのが腎盂腎炎、いわゆる尿路感染症ですね。胆嚢に炎症が起こるのが胆嚢炎、胆管に炎症が起こるのが胆管炎です。胆嚢炎とか胆管炎とかを合わせて胆道感染症と言います。この腎臓や胆嚢、胆管あたりは体の奥深くにあったり肋骨に守られていて触れられないので、診察をどうすればよいでしょうか？　それは衝撃を与えるんです。

4時間目

腹部の診察　悪寒戦慄は緊急事態！

肝叩打痛、腎叩打痛（CVA 叩打痛）

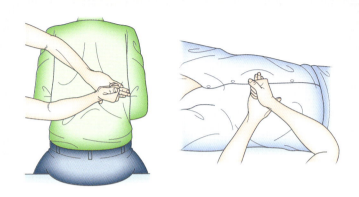

　肝叩打痛、腎叩打痛というのがあります。右の季肋部、肋骨の下の方に左手を乗せて、その上から右拳で叩きます。左右差があって右の方が痛いと言われれば、「あっ、胆道に菌がついているかな」と考えます。つまり胆道感染症を疑います。腎臓に対しても同じことをやります。背中から同じように叩いて片側の方が痛ければそちら側の腎臓に菌がついている、つまり腎盂腎炎だと考えます。

　簡単な診察ですよね。「ゾクゾク・ガタガタ・ブルブル」という患者さんが受診したら「ちょっとだけ叩かせてください。痛かったりしませんか」『そこは痛いです』「ああ、腎盂腎炎ですね」でおしまいです。非常に簡単です。

　この症例から学んだことです。悪寒戦慄は菌血症を疑う緊急事態ですね。担当する入院患者さんに悪寒戦慄があったときには、解熱薬で何とかしようとするのはやめて、ドクターコールをしてほしいですね。

症例3　菌血症患者

- ◆ 悪寒戦慄は菌血症を疑う緊急事態
- ◆ 菌血症を考えれば尿路感染症と胆道感染症、（カテーテル関連血流感染）を考える。
- ◆ 腎臓や肝臓（胆管）は直接触れにくいので、叩打痛が診察に有用

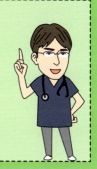

　菌血症を考える場合、尿路感染症と胆道感染症をまずは考える。入院患者さんだったら、カテーテル関連血流感染症も考えるべきです。これはカテ感染とかルート感染とも言われるものですね。尿路感染症と胆道感染症、カテーテル関連血流感染症の3つを考えることがなぜ大事かといったら、この3つは一晩で本当に悪くなるからです。

　尿路感染症の場合、夕方に熱が出ていて、「尿路感染症だけれど、一晩みようか」というのは許されない話なんですよ。胆道感染症もそうですし、カテ感染もそうです。発熱患者さんに対して、この3つだけは否定してからしか研修医は帰ってはいけないというのが当院の掟です。夕方に看護師さんから、「38℃熱が出ています。元気です。バイタルサインは全然大丈夫です」と言われても、この3つの感染症は一晩であっという間に悪くなることがあるので、点滴の刺入部を触って「大丈夫だよな」、季肋部や背中を叩いて「大丈夫だよな」と確認してからでないとわれわれは怖くて家に帰れないです。叩打痛、やってみてください。

高齢者が入院中に発熱したら観察するのは？

ちょっと症例から離れますが、入院患者の発熱の原因で多いものは何かを考えてみましょう。

入院中の発熱の原因

よくある疾患	医療行為関連	ADL 低下
● 肺炎 ● 尿路感染症 ● 胆道感染症	● Device 　静脈ルートなど ● Drug 　薬剤熱 ● Difficile 　CD 感染症	● Decubitus 　褥瘡 ● DVT 　深部静脈血栓 ● Deposit 　偽痛風

まず入院患者であってもなくても多い原因として3つ考えましょう。1つ目が肺炎ですね。そして尿路感染症、胆道感染症を考えましょう。特に入院中では誤嚥性肺炎を起こす高齢者が多いわけですから、ムセがないか、食事の形態が変わっていないかをチェックします。そして、入院中ならではのものに、医療行為関連があります。頭文字をとって「6D」なんて言われたりするんですけれども、1つ目は、Device ですね。点滴刺入部が腫れていないか、触って痛くないか、こういったところを確認していきます。2つ目のDは Drug、薬剤熱ですね。新しく抗菌薬が始まっていないかを確認します。3つ目が Difficile です。Difficile というのは、*Clostridioides difficile* 感染と言いまして、下痢をする病気ですね。です

ので、下痢をしていないか確認します。もう一つの大きな範疇として、入院中は ADL が低下することで起こってくる発熱があります。1つ目が Decubitus、褥瘡のことです。褥瘡が赤く腫れていないか確認します。ブヨブヨしているときは皮下に膿瘍があるかもしれません。2つ目は DVT、深部静脈血栓です。深部静脈血栓はほとんどが下肢にできます。ですので、片方の下肢が腫れていないかを注意してみていきます。そして最後の D が Deposit、これは沈着するという意味です。日本語で言うならば、偽痛風ですね。多いのが膝、足首、手首の関節が痛くて腫れます。動かすと痛いので、関節を動かして確認するといいと思います。

入院中の発熱の原因は？

- ❖ **むせ**はないか？
- ❖ 点滴**刺入部**は？
- ❖ **下痢**はしていないか？
- ❖ **褥瘡**は大丈夫か？
- ❖ **下肢**は腫れていないか？
- ❖ **膝**や**足関節・手関節**を痛がらないか？

　そして、これらの D がつくものに関しては、実は看護師さんが気付くものが多いですね。点滴が入っている場所は大丈夫か、下痢はしていないだろうか、褥瘡の様子はどうか、足が腫れていないか、どこか関節を痛がらないか、そういったところをぜひ注意して確認してください。

火を見るより明らか？ 肝疾患の所見

肝臓は沈黙の臓器

症例4　60歳　男性

◆ 2日前に低カリウム血症で入院
◆ 昨晩つじつまの合わない言動があったと申し送り
◆ 今朝は目を覚まさない。

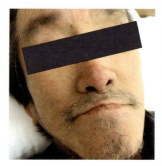

　症例4は2日前に低カリウム血症で入院した60歳の男性です。前夜、つじつまが合わない言動があったので「せん妄かな」と言っていたんですが、特に薬は使いませんでした。今朝になったら目を覚まさない。この患者さんの意識障害の原因は何でしょうか？ これは難しいですね。どうでしょう、この情報だけで分かりますか？ これだけで分かったらすごいですね。朝、診察に行ってこの顔をみて、「意識が悪くなるといったらこれかな？」とある疾患を疑ったんです。

これは何でしょう？①

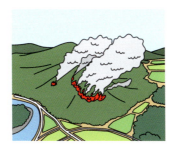

これは何でしょうか？ これは山火事です。それを踏まえた上で、これをみてください。これは何でしょうか？

これは何でしょう？②

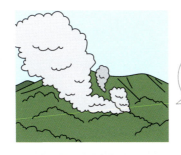

火を見るよりも明らか
肝臓を見るよりも明らか

これも山火事ぽいですよね。火がないのに、なぜ山火事と分かるのでしょうか？「火を見るよりも明らか」というやつですね。火を探すんじゃなくて煙を探せばいいんです。肝硬変も同じで、肝臓そのものを診察してちゃダメなんです。肝臓を触れて妙に硬いと思えば肝硬変なんですが、

それは相当経験を積まないと判断が難しいと思います。だからほかの所見を探すことをお勧めします。

　肝臓は「沈黙の臓器」と言われているのを聞いたことがありますか？肝臓は悪くなっても所見が現れにくく、診察も難しいんですよ。でも今回は沈黙している肝硬変を身体診察で見抜いちゃおうと思います。

肝臓の仕事

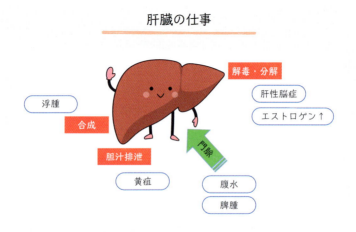

　「肝臓って何をしているの？」ということを振り返ってみたいと思います。肝臓は、解毒や分解、胆汁排泄、合成など、いろいろやっているので、すごくややこしい。例えば、肝臓に血液を送っている門脈が滞って、肝臓に血液をうまく運べない。すると門脈圧亢進となってお腹に水が溜まります。腹水ですね。あるいは脾臓が大きくなって脾腫が起こったりします。肝臓が毒を分解できなくなると肝性脳症で意識障害を起こすことがあります。また、エストロゲンも分解できなくなります。

　いろいろな蛋白質も合成もできなくなります。一番大きな問題となる

のはアルブミンで、アルブミンが合成できなくなると、低アルブミン血症でむくみますね。ほかにも凝固因子が作れないので出血しやすくなります。胆汁は肝臓が排泄しているので、うまく排泄できないと黄疸になります。浮腫、黄疸、腹水、脾腫、肝性脳症、エストロゲンの上昇など、いろんなことが起こります。

顔面毛細血管拡張・手掌紅斑

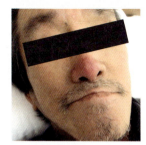
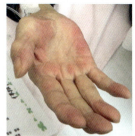

　これらの中でどれが一番早く生じると思いますか？ 意外なことにエストロゲンの上昇なんです。「肝硬変でエストロゲンって何？」って思うでしょう？ エストロゲンは血管を拡張させます。赤ら顔になるんです。頰が赤くなって、血管が拡張しているのが見える。女性がチークを付けると、女性らしさを強調できるじゃないですか。あれです。手のひらも赤くなる。手掌紅斑なんて言ったりしますね。エストロゲンが増えるとほかに何が起こってくるかというと、男性だと女性化乳房がみられるんですね。そして精巣が萎縮します。精巣の大きさってなかなかチェックしないところなんですけれども、肝硬変患者でチェックすれば小さいことが多いですね。

肝硬変の身体所見

	感度	特異度
顔面毛細血管拡張	73〜82	88〜92
硬い肝臓	73	81
手掌紅斑	46	91
クモ状血管腫	46	89
女性化乳房	18〜58	97〜98
下腿浮腫	37	90
腹水	35	95
脾腫	34	90
腹壁静脈怒脹	31	98
黄疸	28	93
精巣萎縮	18	97
肝性脳症	16	98

[Udell JA, et al. JAMA. 307 (8), 2012, 832-42 より]

羽ばたき振戦

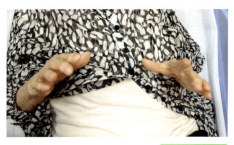

AR動画 ▶

肝性脳症では羽ばたき振戦が有名ですね。これは一瞬だけ力が抜ける不随意運動です。ピンと力を入れて手指を伸ばしてもらうと、力が一瞬だけ抜ける様子が分かりやすいです。握手するようにして、患者さんに手をギューと力強く握っていてもらっても、力が抜けるのが分かりやすいです。この羽ばたき振戦は CO_2 ナルコーシスでも認める所見です。

症例4　肝硬変

❖実は、一番感度が高いのは、毛細血管拡張

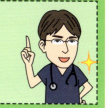

　肝硬変の診察は難しいですが、一感度が高いものに皮膚の毛細血管の拡張があります。肝硬変患者さんが受診したら、顔、前胸部、手をみさせてもらうとよいと思います。

尿閉は聴性打診でみる

導尿する？ しない？

症例5　80歳男性　無尿

- 大腿骨頸部骨折術後2日目
- 朝に尿道バルーン抜去
- 準夜帯引き継ぎまで排尿なし
- 尿意なし。腹痛なし（高度認知症あり）
- 下腹部膨隆はなさそう。

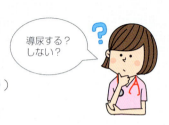

次は症例5です。大腿骨頸部骨折術後2日目の80歳男性です。朝に尿道バルーンを抜去し、準夜帯引き継ぎまで排尿なし、尿意なし、腹痛なし。ただ、高度認知症があるので尿意や腹痛に関してはどこまで信頼できるか分からない、ということですね。下腹部膨隆はなさそう。僕は導尿するかしないか悩んだんです。バルーン抜去が朝というのは結構微妙です。6～8時間ぐらいおしっこが出ない人もいますよね。一番正確なのは導尿かもしれないですね。でも1回導尿すると、1～5％ぐらい細菌尿になるらしいんです。尿路感染のリスクになりますよね。できたらしたくないですね。何よりも自分が患者さんだったら、されたくないじゃないですか。

ほかの方法として、超音波検査ができたらいいですね。ブラダース

キャンという、コンパクトサイズで「ピピピッ」とやるだけでおしっこの量が測れる膀胱用の超音波診断装置がありますけれど、置いていない病棟の方が多いと思います。大きな超音波診断装置を持ってきてもいいですけれど、運ぶのが大変ですよね。

　では、何ができるのでしょうか？ 聴性打診というのがあるんです。今回のシリーズには打診がよく登場しますが、中身を推測するには、やはり叩いてみるのがいいですね。

◯ 恥骨上聴性打診のしかた

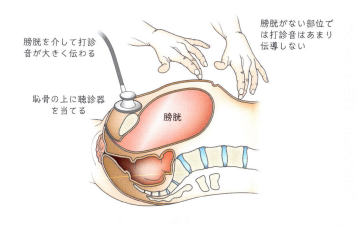

恥骨上聴性打診

膀胱を介して打診音が大きく伝わる

膀胱がない部位では打診音はあまり伝導しない

恥骨の上に聴診器を当てる

膀胱

　聴性打診では、まず恥骨の上に聴診器を当てます。上図は断面図です。膀胱にはパンパンに尿が溜まっていますね。膀胱はおへそぐらいまでしか大きくならないので、へそよりも頭側から「トントントントン」と叩きます。音はあまり伝わりません。下の方まで打診していくと、急に音

が大きくなります。「トントントントン」から「ドンドンドンドン」といった感じです。急に音が変わるところが膀胱の頂点です。恥骨からこの膀胱の頂点までの距離を測ります。

　ちなみに、もし膀胱の膨隆がみて分かるぐらいだとしたら、横から見るといいですね。ベッドに横になっている状態で横からみて、へそより下でボコッと膨れるのが膀胱です。へそを中心に膨隆している場合は絶対に膀胱ではありません。腸閉塞のときには基本的にはお腹全体が大きくなりますよね。腹水もそうです。下腹部だけの膨隆でははまず膀胱を考えます。女性の場合では、大きな卵巣腫瘍で同じようになります。

　膀胱の容積はどれくらいまでだったら正常なのでしょうか？ どのくらいから問題視するかをある程度知っておかないといけませんね。皆さん、普通におしっこをしたときに何 mL ぐらい出ますか？

○ 膀胱の容積は？

　初発尿意と言われる、「おしっこをしたいな」と思うときの尿量はだいたい 200mL と言われています。コップ 1 杯と覚えておきましょう。また、最大尿意というのがあって、「もうこれ以上おしっこを溜められない」というところが 500mL なんです。健常者はペットボトル 1 本までしか膀胱に尿を溜められないと覚えておきましょう。500mL を超えると、膀胱内圧が一気に上がってきます。下手すると水腎症になりますし、中には膀胱が破裂することもあるので、500mL を超えるのは基本ダメです。

　どのぐらいダメかというエピソードを紹介します。ポリクリで泌尿器科のローテーション中に、泌尿器科の強面の先生から、「おまえら、おしっこを溜めとけよ」と言われたんです。僕はその前に部活の朝練をしていたので、喉が渇いて大量に水を飲んだ後で、ものすごくトイレに行きた

かったんだけれど、強面の先生だったので、我慢したんですよ。冷や汗をかき出して、「ヤバイ」と思ったけれど、とても言い出せる雰囲気じゃなくて、一生懸命我慢したんです。一線を越えて、何だかよく分からないスイッチが入って、そんなに苦しくなくなって2時間を乗り切ったんです。その先生が「じゃあ、おしっこの勢いとか量を測る泌尿器科のこのマシンをお前たちに使わせてやるから、おしっこをしろ」と。もちろん「僕、最初にやります！」って言ってやったんです。600mL以上出て、その先生に「君はあとでちゃんと受診した方がいいな」と言われました。600mLを超えることはそのくらい異常です。泌尿器科の先生からみると、「こいつはなんだ？」という感じですね。あれは、苦痛を乗り越えて遂に達した悟りの境地だったと思っています。

恥骨上聴性打診による残尿推定

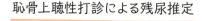

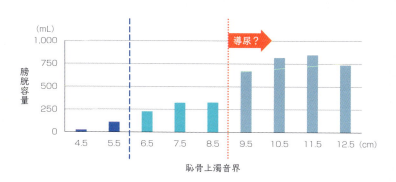

[Guarino JR. Arch Intern Med. 145（10）, 1985, 1823-5 より]

恥骨から膀胱の頂点までの距離が約6cmを超えると、初発尿意である

膀胱容量200mLを超えます。この6cmって測るのが大変なので、聴診器の直径を知っておくと便利ですね。聴診器の直径がだいたい5〜5.5cmくらいだと思います。聴診器よりも1cmくらい大きければ200mLを超えているでしょう、と判断します。

　200mL溜まっているのに尿意がなければおかしいですが、まだ許容範囲です。黄色信号といったところでしょうか。ただ、排尿後なのに200mL溜まっている場合は明らかにおかしいです。

　もう一つのラインは9cmです。9cmを超えていると「500mL以上溜まっているぞ、これはあかんぞ、もう導尿だぞ」という目安になります。ただ、500mL溜まったら全員導尿かというと、そうではありません。ずっと500mL以上のおしっこが膀胱内に溜まっている患者さんもいますよね。一番大事なのは、おしっこが溜まっていることではなくて、それで何が起こるかですね。おしっこが長いこと溜まっていた患者さんはすでに膀胱が大きく引き伸ばされてしまっているので、圧が上がらないんですね。そうすると、逆流もせず、水腎症にもならず、尿路感染症も起こさない場合もあります。それまでの経過が長いと、「この人は水腎症もないし、このくらいでいいんだ」と判断することもありますが、採血や超音波検査ができない状況ではその判断はなかなか難しいです。打診だけで判断するのであれば、500mL溜まっていれば導尿した方がいいですね。

　聴性打診はすごく使えます。実は僕自身もそんなに信じていなかったんですが、同じように「そんなこと言っているけど、ホントかな？」と思っている人には、ぜひやってほしいことがあります。

　今から、冷や汗かくくらいまで、悟りの境地を開くくらいまでおしっこを我慢するんです。そこで、おもむろに聴診器を取り出して音を聴いて膀胱の頂点と思われる場所にマジックでラインを引いてください。お

しっこをした後に、もう1回聴診器で聴いてもらったら、やみつきになりますよ。「こんなに違うんだ！」って、一発で自信が持てます。僕は最初、論文を読んで「本当かな？」と思ったんです。そこで、「おしっこに行きたいな」と思ってからもしばらく我慢してからようやくトイレに行って、排尿前後に音を聴いてみたんです。自分でやってみて確かに使えるなと思ってからは、かなり使ってますね。

○ 排尿があれば尿閉ではない？

不完全尿閉

❖排尿があっても尿閉の否定にはならない。
❖溢流性に尿が出てきている可能性がある。
❖自己排尿できても残尿が 800mL のこともある。

排尿があるから尿閉ではない。これは間違いです。おしっこが溜まっているときに、グーっと力を入れたら、ちょっとだけあふれて自尿がある。しかし、おしっこは 800mL 溜まっている、ということもあります。なので、排尿があっても尿閉は否定できない、と覚えておいてください。こういう状態を不完全尿閉と言います。

○ 検体採取は上澄み？ 沈殿物？

寝たきりの高齢者の尿路感染症を診断するためには導尿することが多いんですけれども、そういったときには必ずどのくらい溜まっていたかをチェックすることをルチーンにしてほしいんです。尿路感染症は繰り返すので、「先月も入院していた○○さんが、また尿路感染症で入院ね」

みたいなのが多いわけです。こういった患者さんでは、残尿をなくしたら尿路感染症を繰り返さなくなる場合もあります。だから尿量を記載してもらえると、すごく助かります。導尿も侵襲のある手技ですから、せっかく導尿するなら多くの情報を得ておきたいですよね。

　おしっこの検体を採るときに、最後にマンゴージュースみたいなのが出てきたり、見たことのないような液体か固体か分からないようなものが出てきたりしたことはありませんか？ そのとき、培養検査に最初の上澄みか最後の沈殿物か、どちらを出しますか？ 尿路感染症で問題視されるのは腎盂腎炎です。腎臓から落ちてくるおっしこの上澄みにも菌は絶対います。だから上澄みで検査します。

　では、なぜ沈殿物ではダメなのか、ということですが、グラム染色をしていると分かるんですけど、沈殿物は白血球の死骸なんです。底に溜まっているものには変な菌も混ざってしまっているし、白血球の死骸だらけで何をみているのかよく分かりません。だから上澄みを検体として提出することを僕は勧めてます。最初に「おしっこ出てきたねー、じゃあ、そろそろ採るか」と検体を採る、「じゃあ、あとは残りを最後まで出しましょう。あっ、汚いのも出てきたけれど、まあいいか」でいいんです。新しく採り直す必要はないんです。

症例5　尿閉

◆膀胱に尿が溜まっているかは聴性打診で分かる。

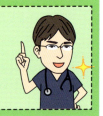

膀胱に尿が溜まっているかは聴性打診で分かります。嘘だと思う人は今から聴診器を準備して、おしっこを溜めてみましょう。

References
引用・参考文献

1) Eskelinen M, et al. Contributions of history-taking, physical examination, and computer assistance to diagnosis of acute small-bowel obstruction. A prospective study of 1333 patients with acute abdominal pain. Scand J Gastroenterol. 29 (8), 1994, 715-21.

2) Böhner H, et al. Simple data from history and physical examination help to exclude bowel obstruction and to avoid radiographic studies in patients with acute abdominal pain. Eur J Surg. 164 (10), 1998, 777-84.

3) Bennett DH, et al. Use of coughing test to diagnose peritonitis. BMJ. 308 (6940), 1994, 1336.

4) Markle GB 4th. A simple test for intraperitoneal inflammation. Am J Surg. 125 (6), 1973, 721-2.

5) Dokumcu Z, et al. Retrospective Multivariate Analysis of Data from Children with Suspected Appendicitis : A New Tool for Diagnosis. Emerg Med Int. 2018, 4810730.

6) Ashdown HF, et al. Pain over speed bumps in diagnosis of acute appendicitis : diagnostic accuracy study. BMJ. 345, 2012, e8012.

7) Tokuda Y, et al. The degree of chills for risk of bacteremia in acute febrile illness. Am J Med. 118 (12), 2005, 1417.

8) Lee CC, et al. Comparison of clinical manifestations and outcome of community-acquired bloodstream infections among the oldest old, elderly, and adult patients. Medicine (Baltimore). 86 (3), 2007, 138-44.

9) Udell JA, et al. Does this patient with liver disease have cirrhosis? JAMA. 307 (8), 2012, 832-42.

10) Guarino JR. Auscultatory percussion of the urinary bladder. Arch Intern Med. 145 (10), 1985, 1823-5.

5時間目

転倒の診察

転倒をみたら疑うべきことは？

高齢者の転倒の理由

> **症例1** 80歳女性 転倒して後頭部を打撲
>
> ❖ 糖尿病、高血圧、心房細動の既往のある 80 歳女性がつまずいて転倒し、後頭部を打撲
> ❖ 血圧 115/66mmHg、心拍数 81 回 / 分、体温 36.9℃、
>   呼吸数 16 回 / 分
> ❖ 特に大きな外傷はなし
>
> 帰宅でよいですか？

　症例1です。糖尿病、高血圧、心房細動の既往のある 80 歳の女性です。心血管系など、何だかいろいろリスクがありそうな患者さんですよね。転倒して後頭部を打ってしまったんですね。血圧は 115/66mmHg で、心拍数が 81 回 / 分、熱はなく、呼吸数は 16 回 / 分で大丈夫ですね。特に大きな外傷はなし。いろいろな既往のある 80 歳がつまずいて転倒して、後頭部を打撲して、バイタルサインが安定していて、別に大きな外傷はなさそうということですね。さて、帰宅でよいでしょうか？

　このような前フリすると、このまま帰すのはよくなさそうですが、何がダメだと思いますか？ 気になってほしいところがあるんです。

170

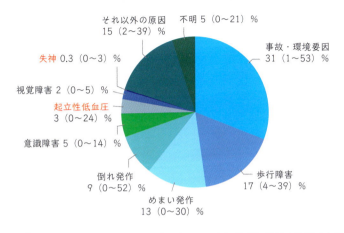

[Rubenstein LZ, Josephson KR. Clin Geriatr Med. 18（2）, 2002, 141-58 より]

　高齢者の転倒の理由をみてみましょう。30％くらいが事故・環境要因です。これは仕方がないですね。環境は整えた方がいいですけれどね。ほかに歩行障害、めまい発作、倒れ発作、意識障害などいろいろ原因があるわけですけれども、失神や起立性低血圧が隠れているわけですね。僕は内科医としてこれを絶対見落としたくないですね。

　先ほどの症例の何が気にくわなかったのでしょうか？　つまずいて転倒をして後頭部を打つためには、宙返りしなければダメなんです。滑って後頭部を打つのは分かるんです。でも、つまずいたら宙返りをしないと後頭部は打てないんです。だから、おかしいんです。どうやって倒れたか覚えていない患者さんも多いですけれども、「もしかしたら失神だったんじゃないのかな」ということを考えていただきたいわけです。

つまずいて転んだならば、どこをケガするか？

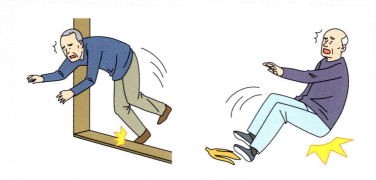

● 高齢者の失神の原因

　右ページの高齢者・超高齢者の失神の原因をみてください。心原性失神、神経介在性失神、起立性低血圧、これがトップ3です。心原性失神は、例えば不整脈などによるもので、これは非常に良くないですね。入院して、いろいろ調べて、ペースメーカー植込みが必要かもしれませんね。次に神経介在性失神です。若い人がよく、採血して倒れたり、朝礼のときに倒れたりします。基本的には悪くないので、放っておいてもいいものです。起立性低血圧では、もしかしたら消化管出血を起こしているかもしれません。女性だったら異所性妊娠もあるかもしれません。嫌な病気が隠れています。失神では、心原性失神と起立性低血圧とを見落とさないようにしないといけません。

　心原性失神は心電図をとって「おかしい」と気付かれたりするんですが、起立性低血圧は、結構見落とされているんですよね。これが問題視されています。

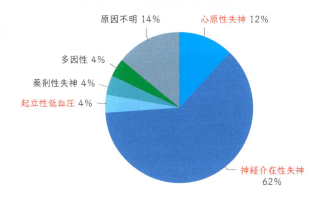

65〜74歳における失神の原因

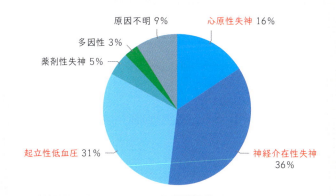

75歳以上における失神の原因

[Ungar A, et al;Italian Group for the Study of Syncope in the Elderly. J Am Geriatr Soc. 54（10）, 2006, 1531-6 より]

　失神の検査で一番よく行われているのは心電図です。心電図が役に立つのは数％ぐらいですが[3]、心原性失神は非常に怖いので、失神患者では全員検査すべきだとされています。そこは皆、納得なんです。だけれ

ども、役に立っていないのに行われている検査が失神ではすごくいっぱいあるんですね。ルチーンでの心エコー検査は推奨されていません[4]。頭部CT、頭部MRI、脳波、頸動脈エコー、脳波もルチーンで検査するのは推奨されていません[5]。もちろん疑われる疾患があれば検査すべきですけど、そうじゃない患者さんにも検査しすぎであることが指摘されています。

　一方、起立性低血圧も重篤な病態であることを考えると、起立性低血圧を調べる起立試験はもっと行われてもよいと思います。しかもとても簡単にできる検査なんです。忙しい救急外来などで看護師さんに協力してやっていただけたら、すごく助かりますね。ただし、意識を失って倒れて怪我をさせないように注意して行ってください。失神患者では骨折や事故などを6〜11％で伴うなんて報告がありますけど、診察中にこんなことが起こってしまっては問題ですからね[6]。

起立性低血圧はどう鑑別する？

起立性低血圧

仰臥位で2分以上　→血圧測定
立位で2分以上　　→血圧測定

	収縮期血圧	拡張期血圧	心拍数
健常者	→	↑ （10mmHg 未満）	↑ （10〜15/ 分）
循環血漿量減少	↓	→〜↓	↑↑ （20/ 分以上）
血管拡張因子	↓	↓	↑↑ （20/ 分以上）
自律神経障害	↓	↓	→

では、起立試験はどうやって行ったらいいでしょうか。まず、横になった状態でだいたい2分以上待ちます。そうすると血圧が落ち着いてくるんです。何分待つと決まっているわけではないですが、血圧を2回測ってほとんど一緒になるぐらい待った方がいいですね。その状態から起き上がって立ち、2分以上時間をおいて血圧を測ります。

　起立性低血圧で倒れる場合、中には10分ぐらいの方もいますが、ほとんどの方が5分以内です。起立後に5分を超えてから失神した場合は、神経介在性失神を考えます。朝礼で30分くらい立っていて倒れるのは起立性低血圧ではなく、神経介在性失神なんですね。「5分以内なら、立ってすぐに血圧を測ってもいいんじゃないの？」と思うかもしれませんが、立ってすぐには血圧がまだ下がっていないことが多いです。

　僕は患者さんに立ってもらってすぐにも血圧を測りますが、最低2分間以上待ってからもう一度血圧を必ず測ります。そうすると、起立性低血圧では血圧の低下がみられます。血圧が下がった場合には、拡張期血圧と脈拍数の記録も残します。実は拡張期血圧の下がり方と脈拍数をみれば、なぜ血圧が下がったかまで分かってしまうからです。

　健常者では立ち上がったときにどうなるでしょうか？　心拍数が少し早くなります。血圧が下がりそうになると交感神経が頑張って、心臓を頑張らせて、血圧を保つんですよね。心臓を頑張らせる以外に血管を締めます。血管を締めて、血圧を維持しようとします。拡張期血圧は血管の締まり具合で変わりますので、拡張期血圧は少し高めになります。そして収縮期血圧はあまり変わらない、というのが健常者です。

　循環血漿量の減少、つまり脱水や出血が起こった場合はどうなるかというと、収縮期血圧が下がります。でも、それよりも先に心拍数が跳ね上がります。このことはショックのところで勉強しましたね。心臓が頑

5時間目　転倒の診察　転倒をみたら疑うべきことは？

175

張って脈が速くなるのが先で、それでも頑張りきれなくなって血圧が下がる、という感じです。一生懸命に血管を締めているので拡張期血圧はあまり下がりません。よっぽどの出血があった場合はさすがに最後には拡張期血圧も下がりますが、下がりにくいと覚えておいてください。

お酒を飲んだ後やアナフィラキシーショックを起こしたときは、血管拡張因子の作用で皮膚が真っ赤になったり体がポカポカしてくるのが分かりますね。そういったとき、脈は当然速くなるんですが、血管が締められていないので、拡張期血圧も下がるという特徴があります。

最後は脈が全然速くならないパターンです。これが自律神経障害です。この場合は心臓が頑張りませんから脈は早くなりませんし、血管も締められないので拡張期血圧も下がります。高齢者では非常に多いパターンですね。糖尿病、アルコール症、パーキンソン病、レビー小体型認知症がある患者さんでは自律神経障害が起こるため、このパターンの起立性低血圧を認めます。

症例1 高齢者の転倒

◆ 起立性低血圧やほかの失神が原因ではないか確認する。

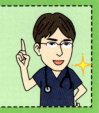

転倒の患者さんをみたときには、起立性低血圧やほかの失神が原因ではないかを必ず確認してほしいと思います。起立性低血圧のチェックの習慣をぜひ広めましょう。

身体診察で脆弱性骨折を見抜く

骨粗鬆症で多い骨折

症例2 　80歳女性　肺炎で入院中

❖ポータブルトイレに1人で移乗しようとして転倒
❖左大腿～膝を痛がる。

どこを重点的に診察しますか？

　症例2です。肺炎で入院中の80歳の女性です。ポータブルトイレに1人で移乗しようとしたら、転倒してしまいました。左大腿から膝を痛がっています。さあ、どこを重点的に診察しますか？ 指の先まで全部細かくはみないですよね。ある程度、パッパッパッと診察したいです。どういうところが折れやすいか、どういうところが後から問題になるのかを知っておくことが大事なんですね。

　1つ目。まずご家族が心配するのは、頭だと思います。頭を打っていると心配になりますよね。頭を打っていないか、タンコブないかはさっとみておきます。頭の話は6時間目でもします。

　次に骨折ですね。皆さん、脆弱性骨折といったら3カ所浮かぶでしょうか？ 橈骨遠位端骨折、脊椎圧迫骨折、大腿骨頸部骨折ですね。この中で一番平均年齢が若いのはどれだか分かりますか？ 橈骨遠位端骨折で

す。50代の後半ぐらいからよく起こります。中年の女性が手をついたら折れてしまった、という場合ですね。このときに骨粗鬆症があるかもしれないと思って対応していれば、もしかしたら脊椎圧迫骨折や大腿骨頸部骨折を減らせるかもしれませんので、橈骨遠位端骨折を起こしたら骨粗鬆症チェックを忘れないようにわれわれはしています。というのも、大腿骨頸部骨折を起こすと一気にADLが低下し、さまざまな合併症が起こりやすくなってしまいますので、事前に予防したいんですよね。

　橈骨遠位端骨折は、比較的若い人に起こるので「痛い」と言ってくれるし、見落として困ることはそんなにないと思うので診察方法に関しては省きます。ただ夜中の病棟で転倒した場合など、細かく観察できない場合でも、手首は大丈夫か、腰は大丈夫か、股関節は大丈夫かの3点は重点的にみてあげてほしいと思います。

⭕ 脊椎圧迫骨折はこう見抜く！

　実は脊椎圧迫骨折の3分の1しか気付かれていません。3分の2は無症状で、いつの間にか折れている不顕性骨折です。骨に変形がなかったら、身長は縮まないですよね。おじいちゃん、おばあちゃんになって身長が小さくなってくるのは、脊椎圧迫骨折をしているからなんですね。そして背中や腰が曲がってきてしまうんです。

　では、知らない間に脊椎圧迫骨折が起こっている人をどうやって見抜いたらいいのでしょうか？　方法が2つあります。一つは壁に背を向けて立ったときに後頭部がつくかどうかです。つかなかったらおかしいです。もう一つは肋骨と骨盤の間が狭くなっていたら脊椎圧迫骨折と判断する方法です。もともと狭い人もいますが、2本指が入るかが目安になります。こういう診察で気付くことができる人もいますが、実際にはパッと

脊椎圧迫骨折の見方

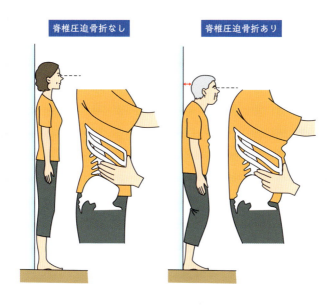

無症候性脊椎圧迫骨折の診断

	感度	特異度
壁と後頭部がつかない	60	87
肋骨と骨盤の間＜2横指	88	46

［Green AD, et al. JAMA. 292（23）, 2004, 2890-900 より］

見で、明らかに腰が曲がっていて「このおばあちゃん、こんなにふうになっているわ」という患者さんもたくさんいると思うんですよ。脊椎圧迫骨折に気付いてちゃんと治療ができたら、さらなる脊椎圧迫骨折や大腿骨頸部骨折を減らせるかもしれないです。骨密度はどこでも測れるわ

けではないし、全員測るのは大変なので、せめて簡単な診察で分かるような脊椎圧迫骨折をしている人を見つけ出してほしいなと思っています。自分のおばあちゃんやおじいちゃんもチェックしてあげてください。

◯ 大腿骨頸部骨折はこう見抜く！

　症例の女性は左下肢を痛がっていたので大腿骨頸部骨折かもしれないと思って単純写真を撮ってみたんです。大腿部から膝ぐらいまでが痛いと言っていましたが、大腿骨頸部骨折で膝が痛いというのはよくあります。膝が痛くても大腿骨頸部骨折を考えてください。膝より下が痛い場合ではさすがに大腿骨頸部骨折はほとんどないです。

大腿骨頸部骨折の単純写真

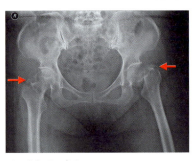

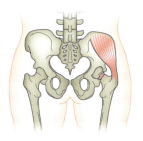

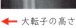
← 大転子の高さ

　この単純写真をみて、大腿骨頸部骨折だと分かりますか？ 実はパッとみて分かる方法があります。大転子の高さをみる方法です。大転子の高さが全然違うでしょう？ 大腿骨頸部骨折では大転子の位置が上がること

が多いんです。単純写真で骨折の線を見つけるのも大切ですが、大転子の高さをみるのも結構大事です。

　なぜ単純写真を出したかというと、これが身体診察に生きるんですね。右はお尻からみた図ですが、骨盤と大腿骨は中殿筋という筋肉でつながっています。大腿骨頸部骨折でビキッと折れてしまうと、中殿筋に引っ張られて大腿骨が上にぐっと持ち上げられるんですね。

下肢短縮・外旋位（インサイド・キックの肢位）

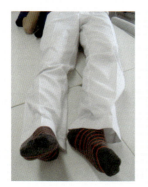
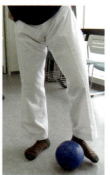

　大腿骨が持ち上げられてずれることで、パッとみて足が短くなる。また、外旋するので、サッカーのインサイド・キックの肢位なんて言ったりしますね。足を上げた状態で外旋した状態です。こういう形になると大腿骨頸部骨折だと分かります。

大腿骨頸部骨折？

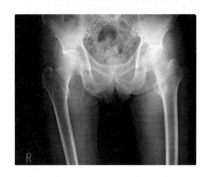

　中には、こんなのがあります。これは大腿骨頸部骨折だと分かりますか？　一般的に大腿骨頸部骨折の 2 〜 9 % ぐらいは単純写真では分からないと言われています[8]。難しいんですよ。これはひびが入っているんですけれど、正直言って分からないです。整形外科医にみてもらっても、「うーん」と言われたりすることもあります。

　こういったときにでも分かる身体所見があるんです。この単純写真のケースも、実は身体所見で分かったんです。どうやってでしょうか？　聴性打診です。打診はすごいですね。「叩けば分かる」みたいになっていますね。恥骨の上に聴診器を当てます。そして膝蓋骨を叩くんです。骨折がないと「コンコンコンコン」と音が伝わりますが、骨折がある場合には音が伝わらず、小さい音しか聞こえません。「ブンブンブンブン」。逆をたたくと「コンコンコンコン」。「ブンブンブンブン、コンコンコン」で「これは！」となるんです。

　聴性打診は感度が 80 〜 100 % 近く、特異度も 90 % くらいで、非常に診断特性がいいです。単純写真で 2 〜 9 % が分からないということになる

聴性打診

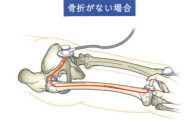
骨折がない場合

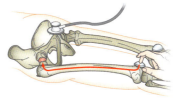
骨折がある場合

[Tiru M, et al. Singapore Med J. 43（9）, 2002, 467-9 より]

	感度	特異度	LR＋	LR－
聴性打診	79〜96	86〜95	6.7〜5.0	0.05〜0.11

LR：尤度比

[Adams SL, Yarnold PR. Am J Emerg Med. 15（2）, 1997, 173-5 より]

と、これは問題ですよね。そのまま帰すのかといったら帰せないです。MRIを撮るのか、CTを撮るのか、そういうことを考えるときに、聴性打診が使えます。僕たちはいつも救急外来で使っています。往診をやっている先生は往診の場でもすごい活用しています。これは使える所見じゃないかな、と思いますね。

症例2　脆弱性骨折

- ❖大腿骨頸部骨折、脊椎圧迫骨折、橈骨遠位端骨折の3つが多い。
- ❖大腿骨頸部骨折はインサイド・キックの肢位
- ❖肢位異常なければ聴性打診

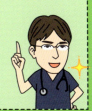

症例 2 は脆弱性骨折でしたが。高齢者が転倒した場合には大腿骨頸部骨折、脊椎圧迫骨折、橈骨遠位端骨折、この 3 つを覚えておいてください。大腿骨頸部骨折はインサイド・キックの肢位になっていることで分かります。肢位に異常がなくても聴性打診で分かることもあります。

References
引用・参考文献

1) Rubenstein LZ, Josephson KR. The epidemiology of falls and syncope. Clin Geriatr Med. 18 (2), 2002, 141-58.

2) Ungar A, et al ; Italian Group for the Study of Syncope in the Elderly. Diagnosis and characteristics of syncope in older patients referred to geriatric departments. J Am Geriatr Soc. 54 (10), 2006, 1531-6.

3) Linzer M, et al. Diagnosing syncope. Part 1 : Value of history, physical examination, and electrocardiography. Clinical Efficacy Assessment Project of the American College of Physicians. Ann Intern Med. 126 (12), 1997, 989-96.

4) Sarasin FP, et al. Role of echocardiography in the evaluation of syncope : a prospective study. Heart. 88 (4), 2002, 363-7.

5) Pournazari P, et al. Diagnostic Value of Neurological Studies in Diagnosing Syncope : A Systematic Review. Can J Cardiol. 3 (12), 2017, 1604-10.

6) Brignole M, et al. A new management of syncope : prospective systematic guideline-based evaluation of patients referred urgently to general hospitals. Eur Heart J. 27 (1), 2006, 76-82.

7) Green AD, et al. Does this woman have osteoporosis? JAMA. 292 (23), 2004, 2890-900.

8) Perron AD, et al. Orthopedic pitfalls in the ED : radiographically occult hip fracture. Am J Emerg Med. 20 (3), 2002, 234-7.

9) Tiru M, et al. Use of percussion as a screening tool in the diagnosis of occult hip fractures. Singapore Med J. 43 (9), 2002, 467-9.

10) Adams SL, Yarnold PR. Clinical use of the patellar-pubic percussion sign in hip trauma. Am J Emerg Med. 15 (2), 1997, 173-5.

6時間目

神経系の診察

"単なる" せん妄でよい 5 か条

せん妄の診断基準

症例1 90歳男性

❖奥さんの入院に伴い、本日昼に社会的入院
❖入院時は「お世話になります」と言っていた。
❖夕方になり布団や衣服をもぞもぞしていた。
❖夜になり「帰る」と言い出す。
❖丁寧な説明を試みるも会話は成り立たず「何をするんだ!」とご立腹されている。

このような状態を何と言いますか?

症例1です。90歳の男性が奥さんの入院に伴って昼間に社会的入院となりました。入院時は両手を合わせながら「お世話になります」と言っていました。病棟でも大人気になるおじいちゃんですね。夕方になって、布団や衣服をもぞもぞしています。ヤバイですね。夜になると「帰る」と言い出しました。丁寧な説明を試みても会話は成り立たず、「何をするんだ、おまえは! わしを誰だと思ってるんだ!」とご立腹されています。このような状態を何と言うんでしょうか? せん妄ですよね。「昼間はあんなにやさしいおじいちゃんだったのに……」というケースですね。

せん妄は高齢者ではありふれた病態です。有病率は85歳以上で14%、

65歳の施設入居者の10〜34%、救急外来患者の30%、入院患者の10〜42%です。また大手術後の17〜61%、終末期の25〜83%に認められると言われています[1]。

せん妄の診断基準
Confusion Assessment Method（CAM）

❖必須徴候
 • 急性発症と変動性の経過
 • 注意散漫
❖どちらかが必要
 • 支離滅裂な思考
 • 意識レベルの変化

感度	特異度	LR＋	LR－
96	93	14	0.04

LR：尤度比
［Inouye SK, et al. Ann Intern Med. 113（12）, 1990, 941-8 より］

　せん妄には Confusion Assessment Method（CAM）という診断基準があります。普段、わざわざこの基準に従って診断をしていることはないですよね。だいたい分かると思うんです。急性発症で変動性の経過、注意力の低下が必須条件です。昼間はよかったけれど夜になって発症して、次の日の昼間はまたいいけれど、夜にはまた変わるんですよね。注意力が散漫なので、話をしていても違うことを話し出します。支離滅裂な思考は起こっているし、意識レベルも当然変化していますね。ずっとそうだったらせん妄とは言いません。

　診断基準の中に「興奮」という言葉はないんですよね。つまり、興奮

することがせん妄ではないので、低活動性せん妄という、「何だか元気がないね」というせん妄もあることを知っておいた方がいいと思います。「何だか今日は元気がないな」と思っていたら、元気になってきて普通にご飯を食べるような感じ、あれはせん妄なんです。ただ管理上の問題で臨床的により問題視しているのは、おそらく興奮している方のせん妄だと思うので、今回はそちらを中心に話そうかと思います。

せん妄の身体診察

せん妄の身体診察としてどういうものがあるでしょうか？ なかなか難しいですけれど、虫が見えるかどうか、というのがあります。手で宙をつかむ動作は撮空模床、無目的に寝具や衣服をつまむ動作は捜衣模床と言います。ちゃんとした医学用語がついているんですね。これは幻視の存在を示す動作で、こんな動作がみられたら、「これはヤバイかな」「目が届くところに部屋を移そうかな」と皆さん思いますよね。

虫が見えますか？

- 無目的に寝具・衣服をつまむ（捜衣模床）
- 宙をつかむ動作（撮空模床）

これらはせん妄を強く示唆する。

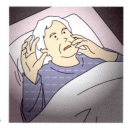

感度	特異度	LR＋	LR －
14	98	7.4	0.9

LR：尤度比

[Holt R, et al. Age Ageing. 44（1）, 2015, 42-5 より]

撮空模床や捜衣模床は非常に特異度が高く、これらがあればせん妄だと言えます。こういったせん妄が起こったとき、検査をしなければならないせん妄かどうか、ということが心配になりますよね。さっきのおじいちゃんも、入院して環境が変わったことで起こった「普通のせん妄」だと思うんですが、頭の中で何かが起こっていないことを否定したいですよね。

せん妄では頭蓋内病変を探すべき？

せん妄における画像正常率

❖せん妄の場合、頭蓋内病変を探す必要性は高くない。

	画像正常率
局所神経症状なし	93（89～97）%
＋発熱や脱水あり	96（91～100）%
＋65 歳以上	100%

［Hufschmidt A, Shabarin V. et al. Acta Neurol Scand. 118 (4), 2008, 245-50 より］

　基本的に、せん妄の場合は頭蓋内病変を探す必要はほぼないということが分かっています。65 歳以上で、発熱や脱水など意識障害を起こすそれなりの理由があって、手足が動かないなどの神経学的な症状がなければ、画像診断では 100％正常だったという報告があります[4]。つまり、高齢者が急性疾患に罹患して入院した場合、入院後にせん妄になったときには頭部 CT は不要ということですね。でも皆さん、「これはおかしいぞ」「調べた方がいいぞ」「医師指示に従うだけではダメだぞ」「ドクターコー

ルをした方がいいんじゃないか」というせん妄はありませんか？ これは僕よりも皆さんの方が経験豊富かもしれませんね。せん妄と闘っているのは看護師さんですよね。医師は最後の最後に呼ばれて「薬を使おうか」「家族を呼んで、一度家に帰そう」「家族に説得してもらおう」となりますけれど、それまでずっと闘っているのは看護師さんですよね。皆さんの方が「これはおかしい」という感覚を持っているかもしれません。

◯ "単なる"せん妄でよい5か条

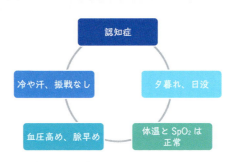

　これは僕の「"単なる"せん妄でよい5か条」です。ドクターコールをしなければいけないというせん妄ではなくて、様子をみてよいせん妄ですね。あ、当然のことですが、胸が苦しいとか、尿道カテーテルが嫌とか、本人が特別苦痛に感じていることはない、というのが前提です。尿閉で苦しいのに身体抑制されてしまったというのは冗談では済みませんからね。まずは本人の訴えを聞くこと。その上で様子をみてよいせん妄の条件を考えてください。

まず1つ目、認知症があること。症例1は認知機能が低下しているだろうと思われる90歳の男性が、急に環境が変わって発症した興奮状態であり、皆さんは「せん妄」と判断したと思います。でも、皆さんの恋人が初めて家に来たので、料理をふるまったり映画をみたりして楽しんだ。夜になって急に何を言っているか分からなくなり、失禁した。次の日の朝、普通になっていて、「あっごめん、初めての場所だからせん妄になっちゃった」って言われたらどうですか？　違和感しかないですよね。あり得ないでしょう？　そういうことです。もともと認知機能の低下がある人に環境の変化などが加わって発症するのがせん妄です。せん妄って自分がどこにいるのか分からなくて、不安がっている状態だと考えると分かりやすいです。だから認知機能が低下している人の環境が急に変わると、どこにいるのか分からなくなって、「家に帰る」と言い出します。認知機能がしっかりしていて、普段の環境と同じならば、自分のいる場所がどこかは分かるのでせん妄にはなりません。

　ベンゾジアセピンはよく使われる睡眠薬ですが、せん妄にはダメです。ベンゾジアセピンは静かな暗い部屋を作り出すイメージの薬なんですよ。だから普通の人がベンゾジアセピンを寝る前に飲むと、静かな暗い部屋で眠りやすくなります。でも、不安がっている人を物音のしない暗い部屋に閉じ込めたらどうですか？　それこそどこにいるのか分からなくて、恐怖を感じますよね。とても寝ていられないです。「ここから出してくれ!!」と叫びます。これがせん妄です。ということで、もともとの認知機能がどうだったかという確認は重要ですよね。

　2つ目。発症時間が夕暮れか日没時であること。朝からせん妄っておかしくないですか？　夜はぐっすり寝ていて、朝になっていきなり興奮して、「わし、帰る」と言い出すことは、あまりないですよね。日勤帯になっ

6時間目 神経系の診察 "単なる"せん妄でよい5か条

て、医師が診察に来たときには落ち着いていて、「あんなに暴れてたのに、こっちの苦労は何だったんだ」というのがせん妄です。朝や昼には大丈夫でも、準夜帯への引き継ぎの時間になってくると怪しげな行動がみられてきて、引き継ぎをしている間に今まで立ち上がったことがないおじいちゃんがベッドの手すりを乗り越えて転倒していたといったケースもそうですね。せん妄は夕暮れ症候群・日没症候群とも言われるように、このようなタイミングで起こることが多いんです。

3つ目。やはり「vital is vital」ですね。「単なるせん妄」では体温やサチュレーションは正常なはずです。低体温だったら、それは低体温によるせん妄かもしれません。低体温の原因を治療しなければいけません。高体温だったら、感染症による意識障害かもしれない。僕たちでもサチュレーションが低下していれば苦しいので興奮しますよね。だからサチュレーションが低いのも様子をみていてはダメなサインです。

バイタルサインでもう一つ。先ほど説明したように低活動性せん妄もありますが、いわゆる一般的なせん妄では興奮しているので、血圧は高いし、脈も速いです。これが、血圧が低めで脈は遅めという場合はどうでしょう？「血圧が90mmHgで脈拍が60回／分で暴れています」という場合は、心筋梗塞で苦しくて暴れているかもしれません。やはりバイタルサインってすごいですね。いろいろなことを見抜けます。

最後に、冷や汗と振戦がないことです。4時間目に冷や汗の話が出ましたよね。あと、悪寒戦慄の話が出ましたよね。患者が冷や汗をかいたら自分も冷や汗をかく、患者が震えたら自分も怯えろ、ですね。冷や汗や振戦は怖いんですよ。これについては症例2もみてみましょう。

低血糖は訴訟になる

◎ 冷や汗と振戦をみたら、冷や汗をかきながら震えろ！

症例2　50歳男性　冷や汗と振戦

- ◆50 歳男性
- ◆食欲低下、体重減少で入院
- ◆入院後不隠
- ◆冷汗と手指振戦がある。

　症例2です。50歳男性が食欲低下と体重減少で入院してきました。入院後も冷や汗と手指振戦があります。さあ、この場合、医師の指示どおりにセレネース®を注射して様子をみていいんでしょうか？ リスパダール®だけ飲ませて様子をみていいでしょうか？ どうですか？ これはダメなんです。可能性がある疾患が2つあります。ほとんど同じようなケースで何例も訴訟が起こっていると聞きますから、これは要注意ですよ。

冷や汗と振戦をみたら

- ◆薬物副作用 / 離脱症状
  - アルコール離脱を含む
- ◆低血糖

6時間目　神経系の診察　低血糖は訴訟になる

一つは低血糖症です。このようなときは血糖を測らなければなりません。もう一つはアルコールやベンゾジアゼピンの離脱症状です。症例2の男性はアルコールの離脱症状でした。この場合、せん妄で指示が出されやすいリスパダール®とかセレネース®などの薬剤で様子をみていたら何が起こるでしょうか？ 痙攣です。こういったときはベンゾジアセピンで治療しないとダメなんです。治療方針が変わるんです。だから見落としてはダメなんです。

　どうですか、皆さん？ 様子をみていて治る「単なるせん妄」で、冷や汗をダラダラかいている人をみたことあります？ 手が震えている人はどうですか？ あまりいないんじゃないかと思います。単なるせん妄のようにも見えても、冷や汗や振戦があれば、「何かおかしいぞ」という感覚を持ってほしいなと思います。

症例1&2　せん妄？

- ◆ 捜衣模床で早めに対応
- ◆ 以下のいずれかあればドクターコール
  - ・認知症なし
  - ・朝〜昼の発症
  - ・体温とSpO₂に異常
  - ・低血圧・徐脈
  - ・冷や汗や振戦

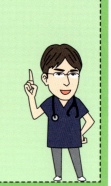

　せん妄のおさらいです。捜衣模床、もぞもぞしだしたら早めに対応します。"単なる"せん妄でよい5か条」のいずれかに引っかかればドク

ターコールをしましょう。①認知症なし、②朝〜昼の発症、③体温とSpO$_2$に異常、④低血圧・徐脈、⑤冷や汗や振戦があれば、ドクターコールです。

意識障害をみたときは？

　もう少しこのせん妄に対する対応を広げて考えると、せん妄も意識障害の一つですので、意識障害での対応でもこの考え方は使えます。意識障害をみたときには、バイタルサインを一通り確認し直す、そして血糖をチェックする、そしてその以外のものを確認するという流れですね。ですので、意識障害患者に対して、はじめからCTを撮ったりMRIを撮ったりということはないわけですね。あくまでバイタルサインと血糖ということを覚えておいてください。

　突然、患者さんが目の前で意識を失ったら、どうしますか？ もちろんバイタルサインを確認したくなるんですが、目の前でいきなりバタンと倒れた、それが病院内ではなかったとしたら特にそうですが、血圧計は持っていないですよね。ですからその場合は、脈を触れてください。院外で倒れたときはそうですし、実は院内で倒れたときも同じです。院内で突然患者さんが意識を失った場合に、脈を触れるという習慣が大事なんです。なぜかというと、意識を失ったときに、心臓が止まっていることがあります。痙攣もそうなんですね。目の前で突然痙攣を起こしたので脈を確認してみると、心室細動による心停止が起こっていることがあるわけですね。ですので、まずは脈を触れて、心停止ではないことを確認することが大事になります。そして一次的な意識消失ですぐに元に

戻ったときにも、脈に触れておくと、そのときに脈が遅くて失神したのか、血圧がちゃんとある状態で意識を失ったのかを鑑別できますよね。急に目の前で倒れたときは脈をみるということを心がけてください。ということで、突然の意識消失や痙攣発作でも、バイタルサインをまずは確認すべきです。何かおかしなことが起こったら、バイタルサインの確認から始める。これは鉄則と考えてください。

「何となくおかしい」は意識障害の可能性あり

◯ 神経はナーバス！

症例3　60歳男性　交通外傷

- ❖交通外傷で救急車で来院
- ❖腹部〜骨盤を痛がっており、また右大腿は変形し骨折が疑われている。
- ❖血圧 116/83mmHg、心拍数 86 回 / 分、呼吸数 24 回 / 分、SpO$_2$ 100％（酸素投与中）
- ❖見当識障害はないが何となくぼーとしている。
- ❖頭部外傷はなさそう。

　交通外傷により救急車で来院した 60 歳の男性です。腹部から骨盤を痛がっています。また、大腿は変形して、骨折が疑われます。どうやら重症のようですね。バイタルサインは血圧 116/83mmHg、心拍数 86 回 /

分、ショック指数は大丈夫ですね。呼吸数が 24 回 / 分で少し速いです。サチュレーションは酸素を投与していることもあり 100％です。見当識障害はないですが、ボーッとしています。頭部外傷はなさそうだし、普通に手足も動かせます。ただ、途中であくびをするんですね。

さあ、これ、どのぐらいヤバイと思いますか？ バイタルサインをみると、呼吸は速いですが、それ以外は early warning scores でもそんなに悪くないですね。ここで一番違和感があるのはあくびなんです。骨が折れている人があくびをしますか？ これは絶対におかしいです。骨が折れている人の血圧が 116mmHg というのもおかしいですね。もっと痛がりませんか？ 血圧が上がりませんか？

「ナーバス」という言葉がありますが、神経ってすごく敏感なんです。ちょっとした変化を感知します。だから、脳に十分な血液や酸素を送れないことがあると興奮したような状態になったり、意識がおかしくなったりします。だからせん妄になりやすいんですね。そしてあくびが出ることもあるんですね。意識が何だか変と言うのは臓器障害の指標なんです。だから、quick SOFA でも early warning scores でも「意識」が入っています。皆さんが普段、「何かおかしい」と感じるのは大事な指標なので、その感覚は大事にしてください。何かおかしいから医師を呼ぶというのは大事なんです。看護師さんの「何かおかしいんですけれど」に僕は何回も助けられています。

先ほど症例の男性はあくびをしていて「ヤバイ」と思ったので、医師が 3 人つき、ルートも 2 カ所確保して、輸液を全開にしながら、バッグ・バルブ・マスクも持った状態で CT 室に行きました。

6時間目 神経系の診察 「何となくおかしい」は意識障害の可能性あり

> **症例3**
> - ◆CT室で血圧70台に低下！
> - ◆仙骨・腸骨骨折、右大腿骨骨折、右気胸、右肺挫傷と診断された。
>
> - ◆もともと血圧は高く、β遮断薬服用中であった。
>   → 頻脈となりにくかった。

　仙骨・腸骨骨折、右大腿骨骨折、右気胸、右肺挫傷といろいろあったんですけれど、CT室で血圧が70mmHg台まで下がりました。ヤバかったですね。もともと血圧が高く、βブロッカーを服用中だったということが後から分かりました。おそらくそれで脈が遅かったんだと思います。βブロッカーの影響で脈拍はそんなに速くないけれども、血圧110mmHg台というのはやはりショックだったんですね。

> **症例3　あくびに救われた症例**
> - ◆「なんとなくおかしい」は意識障害の可能性あり！
> - ◆救急車受診であくびは危険のサイン

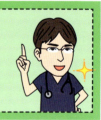

　あくびに救われた症例ですね。「何となくおかしい」のは意識障害の可能性があります。もう一つ、救急車受診でのあくびは危険のサインです。

慢性硬膜下血腫に転倒歴は不要

○ 徐々に進む歩行障害と認知症を認めたときは？

症例4 70歳男性

- 認知症の既往はあるが、ここ1週間物忘れが強い。
- 数日前から歩きにくくなった。
- 明らかな四肢麻痺はない。

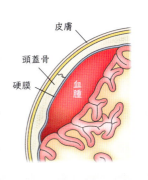

　症例4です。認知症の既往がある70歳男性です。ここ1週間、物忘れが強くなってきて、数日前から歩きにくくなったということです。四肢麻痺があるわけではなさそうで、ちゃんと手足は動きます。さあ、診断はなんでしょうか？

　徐々に進む認知症と歩行障害ですね。なかなか難しいところですが、こういったときに考える疾患の一つは、慢性硬膜下血腫です。慢性硬膜下血腫には「3のルール」というのがあって、3週間前〜3カ月前ぐらいに外傷歴があるんですが、認知機能が正常でも3カ月後には3割の人が転倒の既往を覚えていないということです。高齢者だったら、倒れた

ことがあったかどうか、もっと覚えていないと思うんですよね。外傷歴がなくても全然否定できないわけです。難しいですね。

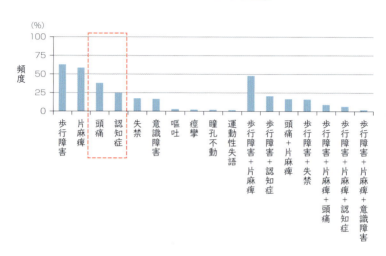

[Mori K, Maeda M. Neurol Med Chir (Tokyo). 41（8）, 2001, 371-81 より]

　歩行障害や片麻痺で来院したのなら、あまり困りません。歩けない人や片麻痺の人が診療所に来たら、おそらく病院に送ると思います。少なくとも片麻痺の場合にはCTやMRIなどを撮りますよね。でも、「最近、頭が痛むことが多いな」とか、「最近、ぼけてきてね、うちのおじいちゃん」みたいな話だと悩むわけです。なぜなら、「最近って、いつから？」と聞いても、『うーん、数週間前からひどいなあ』「2〜3カ月前は大丈夫だったの？」『いや、その頃もちょっと悪かったね』という感じです。いつからかが分からないので、亜急性かも判断できません。
　こういったときにすごく悩むわけですね。もちろんすぐにCTを撮れ

るような環境であれば、疑ったらCTを撮るということでいいと思うんですが、全例撮るのはなかなか大変ですよね。CTがない施設で働いていたり、往診の場合は特に困るんじゃないでしょうか。

　そういうときに使える身体診察を考えていただきたいんですが、どうでしょうか？　困ったときに何をするか、皆さんの頭にはだいぶ浮かぶようになっていますか？　表面ではなく、中身を調べたいときには、やはり打診ですね。これはまさにスイカの熟し具合を確かめるときの方法です。

◯ 慢性硬膜下血腫を疑ったら聴性打診

慢性硬膜下血腫を疑ったら聴性打診

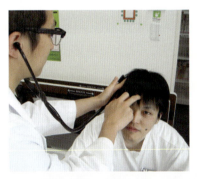

❖ 前頭洞に一致する部位を打診
❖ 左右の頭蓋に聴診器を当てて聴診
❖ 打診にて濁音で減弱していれば頭蓋内腫瘤（血腫）があると判断

	感度	特異度	LR＋	LR－
聴性打診	86	93	12	0.15

［Guarino JR. Br Med J (Clin Res Ed). 284 (6322), 1982, 1075-7 より］

　額のあたりをコンコンと叩きます。聴診器を左右の頭蓋に交互に当てます。右では「コンコンコン」。左では「ズンズンズン」。右では「コンコンコン」と音が響くんですが、左では「ズンズンズン」と低い濁音で

音が少し弱く響かなくなっています。この音が低くなって響かない方に血腫があります。頭の中はパッツンパッツンに詰まっているわけではなくて、脳の周りにはある程度、空間がありますよね。空間があるから響くんです。ところが血腫ができてしまうと、空間がつぶれてしまって、脳もギュッと血腫に押されて圧縮されるわけです。その状態になると音が鈍くなるんですね。特異度が93％ですごく高いという報告がありますが[6]、実際はここまで分からない印象です。「半分ぐらいは見つけられるかな」ぐらいの自信はありますが、この報告のように8〜9割くらい分かるというところまでは僕は自信がないですね。なぜなら硬膜下血腫が軽い場合や、両側の場合もあるからです。このような時には左右で音が変わらないです。

　ただ、この身体診察で本当に自信が持てるときもあって、そのときには、僕はCTを撮る前に「これはおそらく慢性硬膜下血腫です」とご家族に話しますし、研修医にも自信をもって「これは絶対に慢性硬膜下血腫だから診察してごらん」と言っています。注意点は一つです。診察するときには、ご家族に席を外してもらった方がいいですね。ちゃんと説明をせず患者さんの頭を叩いていると、「この診察している人（僕）の頭の方が大丈夫かな？」と思われますから。

症例4　慢性硬膜下血腫

- ◆転倒歴はなくてもよい。
- ◆急性〜亜急性経過の神経症状（歩行障害・片麻痺・認知症・頭痛）ならば疑う。
- ◆聴性打診が診断に有用

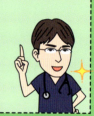

慢性硬膜下血腫では、転倒歴が確認できなくてもいいです。3分の1は転倒歴の有無が分かりません。急性から亜急性経過の神経症状、つまり歩行障害、片麻痺、認知症、頭痛といった何かの神経症状があったら慢性硬膜下血腫の可能性があります。そういったときに聴性打診をすると分かるかもしれないですね。

脳血管障害は上肢の筋力左右差でみる

〇 高齢者の「脳卒中もどき」

症例5 80歳男性 脳梗塞?

❖いつもより少し元気がない。
❖滑舌がやや悪く、両下肢に力が入りにくい。
❖体温 37.1℃、血圧 141/88mmHg、心拍数 74 回 / 分、呼吸数 14 回 / 分
❖指示が入りにくいが、筋力低下ははっきりしない。

脳梗塞疑いの80歳の男性です。いつもより少し元気がなく、滑舌がやや悪くて両下肢に力が入りにくいということです。微熱がありますね。血圧は141/88mmHgで、心拍数は74回 / 分、呼吸数は14回 / 分です。バイタルサインでは微熱が気になります。指示が入りにくいけれども、筋力低下ははっきりしないということです。

救急外来で働いていると、こういう状況で「脳卒中かも?」と送られてくることがよくあります。何だか滑舌が悪い、歩きにくい、意識状態

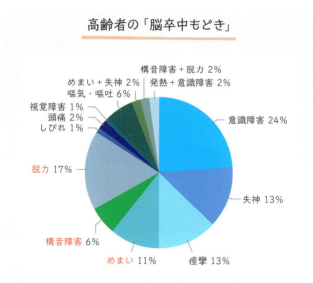

[Kose A, et al. J Stroke Cerebrovasc Dis. 22(8), 2013, e522-7 より]

が悪い、失神を起こした、痙攣を起こした、めまいや構音障害、脱力がある。こういったことで脳卒中を疑うわけです。このグラフは「脳卒中もどき」、つまり脳卒中かと思ったら、実際は違ったというケースを集めたものです。このグラフに挙がっている症候が、よく脳卒中と間違えられるんですね。症例5では両下肢に脱力がありましたが、両下肢が脱力する脳梗塞は基本ありません。脳が原因だとすれば、症状が出るのは片側だけですよね。よくよく診察すれば分かることが多いんですが、脳卒中疑い、とされているほかの病気は多いんです。脳卒中を見落とさないことは確かに大事ではあるんですが、脳卒中かもしれないとして脳卒中のことばかり考えて、ほかの疾患を見落とすことも良くないです。例えば、尿路感染症で元気がなく、ふらついて歩けなくなっている状態を脳卒中かもしれないとして様子をみたら、次の日にはショックになっているかもしれません。感染症や脱水、電解質異常、薬物副作用は早めに

気付けば元気にしてあげることができる状態ですから、これらを見落とさないようにするために、脳卒中を的確に見抜く必要があるんです。

脳梗塞は3つに分類

脳梗塞は3つに分けられます。心臓にできた血栓が脳に飛んでバーンと起こる心原性脳塞栓症。脳の太い血管に動脈硬化が起こって発生するアテローム血栓性脳梗塞。どちらも結構大きめの脳梗塞を起こすことが多いですね。細い血管が詰まって小さな脳梗塞が1個だけポツッと起こる場合もあります。これはラクナ梗塞と言われるタイプです。ラクナ梗塞は一番軽い梗塞ですから、覚え方としては「楽な梗塞」ですね。ラクナ梗塞では症状も少しだけだと思うかもしれません。例えば構音障害だけ、めまいだけ、です。しかし、めまい以外に何も症状がない人を集めてくると、脳梗塞の患者さんは約150人に1人だけでした[8]。症状がめまいだけの脳梗塞というのは、その程度しかないんです。

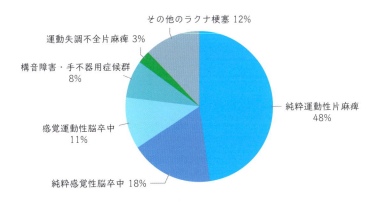

ラクナ梗塞の分類

[Arboix A, et al. BMC Neurol. 18, 2010, 31 より]

では、ラクナ梗塞はどんなことを引き起こすのでしょう？　まず片麻痺を起こします。そして感覚障害を起こすタイプがあったり、運動にも感覚にも両方に影響が出るタイプがあります。しゃべりにくくて手が使いにくくなるのもありますが（構音障害・手不器用症候群）、めまいだけ、しゃべりにくいだけ、というのはラクナ梗塞でも珍しいんです。あまりないです。

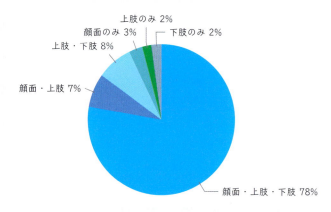

ラクナ梗塞による運動感覚障害の罹患部位

［Arboix A, et al. Stroke. 21（6）, 1990, 842-7 より］

　麻痺を起こす部位はどこでしょうか？　顔面、上肢、下肢の全部に影響が出るのが約8割で、それ以外では顔面＋上肢、上肢＋下肢、上肢のみなど、上肢を含むものがほとんどです。顔面だけとか下肢だけというのは少ないのです。ですので、「しゃべりにくい」「歩きにくい」と言われたときには、上肢の力の左右差を比べれば、脳卒中の有無が判断しやすいと思います。上肢の力に左右差があれば、脳卒中です。上肢の力に

左右差がなければ、本当に脳卒中かな？と思っちゃうんです。

上肢の左右差の診察のしかた

　上肢の力を確認するためには、腕立て伏せをしてもらったらいいですよね。おじいちゃんで腕立て伏せができたら、脳梗塞はまず絶対ないと思います。これで脳梗塞と言われたら、びっくりしますよね。しかし、腕立て伏せができる高齢者はほとんどいません。ですので、腕立て伏せを診察室でやってもらったことは僕もありません。念のため。
　ということで、上肢の麻痺をみるときにはバレー試験を使います。

上肢脱力の評価方法

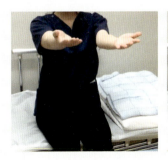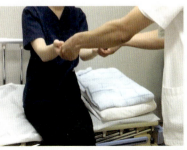

AR動画 ▶

　バレー試験では賞状をもらうときのように、指をピンと伸ばして、手のひらを上に向けて、手を伸ばします。この状態で手が下がってきたり回内したりするとアウトなんです。回内というのは手のひらを上にしている状態から、親指側が上になるように手首を返す動きのことですね。この回内するのが分かるように腕をピンと伸ばす必要がありますが、高

6時間目　神経系の診察　脳血管障害は上肢の筋力左右差でみる

齢になったら、これをうまくやってくれない。

　脳卒中の診断には上肢の筋力低下をみるのが大事ということまでは分かったのに、それがうまく評価できないわけですから、「困ったな」と思ったわけですよ。僕は悩んで、麻痺の見方の論文をいろいろ調べてみたんです。

腕回し試験・指回し試験・指折り試験

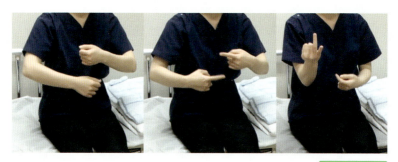

AR動画 ▶

　そうしたら、おもしろいことがいろいろと分かってきました。「腕をグルグル回しましょう」とお願いするといいんです。脳梗塞で片麻痺があると片方の手が動かしにくいです。腕をぐるぐる回すと、動かしにくい腕はあまり動かないままで、その周りを動きやすい方の腕がぐるぐる回ります。これを腕回し試験と言います。人差し指を伸ばしてやっても一緒です。指回し試験という名前が付いています。どちらでもいいですが、腕回し試験の方が研究は多いので、僕はそちらをよく使います。

　あとは、人差し指と親指をできるだけ早く開いて、閉じてを繰り返す指タッピングとか、親指から小指までを順に折っていくスムーズさを確

脳梗塞の診断

	感度	特異度
バレー試験	22〜92	90〜100
腕回し試験	17〜87	98〜100
指回し試験	33〜42	93〜100
指でタッピング	18〜79	90〜100

[Sawyer RN Jr, et al. Neurology. 43（8）, 1993, 1596-8/ Maranhão ET, et al. J Neurol Phys Ther. 34（3）, 2010, 145-9/Teitelbaum JS, et al. Can J Neurol Sci. 29（4）, 2002, 337-44/Anderson NE, et al. J Neurol Neurosurg Psychiatry. 76（4）, 2005, 545-9/Miller TM, Johnston SC. Neurology. 65（8）, 2005, 1165-8 より]

認する指折り試験もあります。これらに左右差があれば麻痺があると判断します。なぜかご高齢の方は、バレー試験よりも腕回し試験とか指折り試験の方がうまく協力が得られることが多いです。このぐらいだったら簡単な診察なので、脳梗塞の方が入院したり、麻痺の診察が必要な場合に試してもらうとよいんじゃないでしょうか。とりあえず、腕回し試験、これだけでも十分です。

症例5 脳梗塞？

◆ 上肢の筋力左右差は脳血管障害の診断にとても大事
◆ 被験者の努力が足りない場合、腕回し試験を使ってみよう！

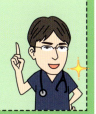

脳梗塞に対していろいろな身体診察をしようと思うと大変です。神経の診察方法として一つだけ取り上げるのなら、上肢の筋力はどうでしょうか？　上肢の筋力の左右差は脳血管障害の診断に一番大事だと思います。バレー試験が難しい被験者の場合は、腕回し試験を使ってみたらいいですね。

References

引用・参考文献

1) Ninan S. Don't assume urinary tract infection is the cause of delirium in older adults. BMJ. 346, 2013, f3005.

2) Inouye SK, et al. Clarifying confusion : the confusion assessment method. A new method for detection of delirium. Ann Intern Med. 113 (12), 1990, 941-8.

3) Holt R, et al. A prospective observational study to investigate the association between abnormal hand movements and delirium in hospitalised older people. Age Ageing. 44 (1), 2015, 42-5.

4) Hufschmidt A, Shabarin V. et al. Diagnostic yield of cerebral imaging in patients with acute confusion. Acta Neurol Scand. 118 (4), 2008, 245-50.

5) Mori K, Maeda M. Surgical treatment of chronic subdural hematoma in 500 consecutive cases : clinical characteristics, surgical outcome, complications, and recurrence rate. Neurol Med Chir (Tokyo). 41 (8), 2001, 371-81.

6) Guarino JR. Auscultatory percussion of the head. Br Med J (Clin Res Ed). 284(6322), 1982, 1075-7.

7) Kose A, et al. Conditions that mimic stroke in elderly patients admitted to the emergency department. J Stroke Cerebrovasc Dis. 22 (8), 2013, e522-7.

8) Kerber KA, et al.Stroke among patients with dizziness, vertigo, and imbalance in the emergency department : a population-based study. Stroke. 37 (10), 2006, 2484-7.

9) Arboix A, et al. Clinical predictors of lacunar syndrome not due to lacunar infarction. BMC Neurol. 18, 2010, 31.

10) Arboix A, et al. Clinical study of 227 patients with lacunar infarcts. Stroke. 21 (6), 1990, 842-7.

11) Sawyer RN Jr, et al. Asymmetry of forearm rolling as a sign of unilateral cerebral dysfunction. Neurology. 43 (8), 1993, 1596-8.

12) Maranhão ET, et al. Can clinical tests detect early signs of monohemispheric brain tumors? J Neurol Phys Ther. 34 (3), 2010, 145-9.

13) Teitelbaum JS, et al. Tests of motor function in patients suspected of having mild unilateral cerebral lesions. Can J Neurol Sci. 29 (4), 2002, 337-44.

14) Anderson NE, et al. Detection of focal cerebral hemisphere lesions using the

neurological examination. J Neurol Neurosurg Psychiatry. 76 (4), 2005, 545-9.

15) Miller TM, Johnston SC. Should the Babinski sign be part of the routine neurologic examination? Neurology. 65 (8), 2005, 1165-8.

質疑応答

教えて！
上田先生

Q 病棟では発熱する患者さんがよくいます。ドクターにはどのように報告すればよいですか？

A 発熱患者をみたときに確認すべき3つのことがあります。1つ目は患者背景ですね。年齢や併存疾患です。2つ目は全身状態。経口摂取状況や悪寒戦慄がここに含まれます。例えば、寒気がなければ菌血症の可能性は2％しかないと言われるんですけれども、悪寒戦慄があれば30％程度が菌血症だと言われます[1]。また経口摂取が良好なら、菌血症の可能性は数％ということで、だいぶ安心できますよね[2]。そして最後にバイタルサインです。ここではqSOFAに含まれていた、意識、血圧、呼吸数を中心にみます。

具体的には、例えば「脳血管障害の既往のある76歳の男性に熱が出て、食事が摂れず、ガタガタ震えています。意識も朦朧として、血圧が低めで、呼吸もフウフウいっています」、このように言っていただけると、医師もすぐに状態を把握することができます。

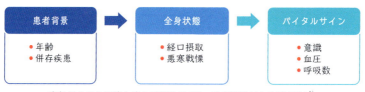

発熱患者をみたら確認すべき3つのこと

寒気がなければ菌血症の可能性は2％、悪寒戦慄があれば28％[1]
経口摂取が良好ならば菌血症の可能性は2.4％のみ[2]

Q パーキンソン病の患者さんです。普段から 90mmHg ぐらいの血圧ですが、時々 70mmHg になることがあります。ショックはどう判断すればよいですか？

A 脈が速ければ、ショック指数が 1 より大きければ、ショックと判断すべきです。パーキンソン病やレビー小体型認知症、多系統萎縮症といった神経疾患では自律神経障害があり、血圧が下がりやすいです。糖尿病やアルコール多飲歴のある方も同様です。高齢者だと長く臥床しているだけで、廃用症候群の一環として同じような状態になることがあります。これらの患者さんは、ギャッジアップしただけで血圧が下がることがあります。交感神経が緊張できないために血圧が下がってしまうわけですが、特徴は脈が早くならないことです。このような状態は、いわゆる急変とは異なり、経過観察でよいですが、普段は血圧が下がることがない方で血圧が下がった場合、冷や汗を伴う場合、仰臥位にしても血圧が戻らなかったり胸部不快感が継続したりする場合は、心筋梗塞などの可能性を考え、ドクターコールの適応だと思います。

　普段から同じような低血圧を繰り返している場合、気分不良などの症状があれば仰臥位の姿勢に戻してください。症状が全くなければ必ずしも仰臥位にする必要はありません。徐々にギャッジアップした体位に慣らすことがリハビリにもなるからです。ただし、立ちくらみで失神・転倒するようなことがないように見守りは必要です。

Q 車椅子に移乗すると血圧がとても下がってしまう患者さんがいます。どのようなことに注意すればよいですか？

A ギャッジアップや起立後に血圧が下がる場合は、脈拍が反応するかどうかで原因を推測します。おそらく脱水はない患者さん

ゴムバンドを使った四肢の収縮

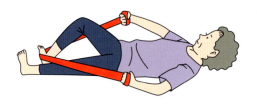

のことだと思いますので、脈拍が増加しない自律神経障害をお持ちの患者さんとして話を進めます。生活指導としては、急に起き上がらないことが大事で、ベッド上で座ってしばらく休んでから端坐位となり、その後、さらに少し時間をあけてから立ち上がるなどの指導をします。脱水とならないように水分や塩分摂取も大事です。ゴムバンドを使って下肢の筋肉を収縮させてから起き上がることで血圧が下がらなくなるという報告もあり[3]、患者さんによっては指導します。薬物治療もありますが、効果は期待外れなことが多いです。

1つ前の質問の答えも参考にしてください。

Q 坐位で意識がなくなることを繰り返しています。大丈夫ですか？

A 失神では怖い心原性失神と起立性低血圧を否定しなければなりません。心原性失神は病院受診すれば、一通り検査していると思います。また何度も繰り返しているのは、実は安心できます。心原性失神なら何度も繰り返す前に心臓が止まってしまう可能性が高いからです。坐位のままですから、起立性低血圧もおそらく違うでしょう。そう

なると多いのは神経介在性失神です。

　神経介在性失神は採血後に失神するものが有名ですが、排便後に起こることも高齢者では多いです。これらの原因は比較的分かりやすく、診断が付きやすいものです。でも、毎回採血後だったり排便後だったりしたら、皆さんも気付きますよね。ですから、今回の質問の症例は、おそらくですが、食後低血圧によるものだと思います。食後低血圧というのは、食事を摂取することで内臓の血流が増えたり、血管拡張することに加え、交感神経の適切な反応が見られず低血圧になることを言います。交感神経は戦う自律神経ですから血圧を高くしたり脈を早くしたりしますが、食事中はリラックスして交感神経が黙ってしまうんですね。食後低血圧は食直後〜食後2時間に起こります。

　この食後低血圧は高齢者にとっても多いんです。施設入所中の平均78歳の高齢者の36%で食後収縮期血圧が20mmHg以上低下し、11%は収縮期血圧＜100mmHgとなり、2%で症状が出現するそうです[4]。

　ほかの報告でも、平均80.4歳の高齢者において、失神や転倒の既往がある場合は23%、既往がない場合は9%で食後収縮期血圧が20mmHg以上低下するとされており、食後低血圧は高齢者の失神の原因としても重要だということが分かっています[5]。

　ですから、何か元気がないときにはバイタルサインのチェックですね。もしかしたら食後で血圧が下がっているかもしれないわけです。血圧が下がっていたら、脈拍数を確認しておきたいですね。食後低血圧では交感神経が休んでいるので、脈は速くないことが多いです。食後低血圧が起こったら、横にしてあげましょう。しばらく休めば元に戻ります。

　予防としてカフェインをとるといった報告もありますが、あまり効果はないです。現実的には食事を一気に食べないこと。ゆっくり食べる。

場合によっては少量分食、例えば10時、15時のおやつでカロリーを稼いで1日5食のようにすることが大事です。特に炭水化物が良くないとされていて、糖尿病のある人の場合は糖の吸収を緩やかにする薬で再発を防げることがあります[6]。

Q 普段から高血圧と心房細動がある場合、ショックの判断は血圧と脈拍数だけでよいですか？

A いい質問ですね。高血圧がある患者さんでは、血圧が高めでもショックと判断すべきことが分かっています。ただし明確な数値は明らかになっていません。普段の血圧より30mmHg低ければショックかもしれないとして対応しています。また例えば、集中治療で一般的な基準とされる平均血圧≧65mmHgで維持していても、意識、尿、皮膚の3つの窓で臓器障害が疑われれば、ショックが続いているということになりますので、より高めの血圧でコントロールすることになります。

2つ目の心房細動がある場合ですが、この場合は脈拍数、あるいはショック指数の信頼性が低くなります。ちょっと熱が出るだけで急に脈拍数が120回/分となったりします。ですので血圧と、やはり3つの窓をしっかりみましょうということになります。

Q 入院中の痰吸引実施の判断基準はありますか。Stridorがあれば吸痰しておいた方がよいですか？

A 喀痰が絡んでいる場合、rattlingというゴロゴロ音がします。この場合は吸引すべきですよね。でもstridorは要注意です。痰が絡んでいるというよりも、上気道が狭い可能性を心配します。上気道が、例えば声門が腫れている場合、吸痰処置により腫れがひどくなり、

急に呼吸停止する可能性があります。寝たきり高齢者の stridor に対する適切な対応としては、まずは舌根沈下を考えて下顎挙上をしたり、側臥位にしてみるのがよいと思います。それで改善しない場合にはドクターコールをしてください。造影 CT 直後、抗菌薬投与直後、全身が赤い、血圧が低い場合にはアナフィラキシーを疑うので、下顎挙上の効果をみるまでもなく、ドクターコールが望ましいです。

Q 無気肺での体位ドレナージの際、どのタイミングで吸引すればよいですか？ うまくいかない場合、タッピングをしても問題ないですか？

A 痰がからんだ音（rattling）があれば吸引です。無気肺側の呼吸音が聞こえるようになった場合、あるいは健常側の呼吸音が減弱した場合も痰が動いた可能性が高いので吸引を試みたいです。ただし、吸引の必要性は自己排痰がどれほどできるかによっても異なります。咳嗽がしっかりあれば、吸引の必要性はかなり下がります。

　タッピングや振動を与える方法は効果が低いことから僕はやっていませんが、害は少ないとされているので行っても問題はないと思います[7]。ほかの理学療法としてはスクウィージングが有効だという報告もありますが[8]、高齢者では肋骨骨折のリスクが高く、僕は本当に稀にしか行いません。

　ということで、僕は体位ドレナージと吸引や吸入による咳嗽誘発だけで対応しています。

Q 解熱薬を投与するときの判断基準やタイミングを教えてください。

A これは主に集中治療領域で現在研究がされているところで、結論はまだ出ていない問題です。熱を下げるメリットは、しんどさが減る、心臓や肺に対する負担が減るといったところです。デメリットは血圧が下がる可能性がある[9]、感染症に対して悪い影響を与えるかもしれないといったところです[10]。

　患者さんがあまり気にしていなければ、体温が40℃であっても解熱する必要性はほとんどないので、解熱薬は使いません。一方、心不全（特に心房細動で発熱時に頻脈がコントロールできない場合）や酸素投与しても低酸素血症のコントロールができていない場合は、積極的に解熱したいと考えます。

　どちらでもない場合、例えば熱でそれなりにしんどいけど、我慢できる。血行動態や呼吸状態も促迫していない。このような状況でどうすべきかは不明です。僕はできるだけ余計なことはしないのが好きなので、解熱薬は投与しないことが多いです。解熱薬による副作用の可能性が高くなること、解熱薬で病気が良くなったか悪くなったかが分かりにくくなることがどうしても避けられないからです。それでも熱が下がったら食事が食べられる、という状況ならば解熱薬を使うことを薦めます。

　すっきりとしないとは思いますが、「熱が出たから解熱薬」ではダメで、常にメリット・デメリットを天秤にかけて考えるしかないと思います。

Q クーリングする上での注意点はありますか？

A 解熱薬を投与すると血圧が下がります[9]。熱を冷ますために皮膚の血管が広がるからです。特に脱水がある場合にはショックになることがあり注意が必要です。一方、クーリングでは皮膚が冷やされるため血管が締まって血圧は高くなる傾向にあります[11]。クーリングが臨床的に問題となることはほとんどないように思いますが、寒気を感じているとき、震えているときにクーリングすることは、悪い言い方をすれば拷問です。問題は高齢者で寒気を訴えられない場合ですが、熱が高くなっていくときは寒気がしているときと同様と思った方がよいでしょう。熱が上がり切ってからは、身体が暑くて、発汗して、解熱します。このタイミングでクーリングしてあげると本人は楽になります。

少なくても熱が出ていればクーリングする、あるいは解熱薬を投与するというのは短絡的で、場合によっては逆効果になることがあるのは知っておいた方がよいですね。熱が出ているのに何もしないのは気が引けるものですが、時には何もしない方が楽なこともあるのです。僕は本人が暑がっているのか、寒がっているのか分からない場合は、悪さをしたくないのでクーリングしません。

また、クーリングは頸部、腋や鼠径など太い血管が走る場所を冷やすのが効率的だとされますが、実は発汗しているときには布団をはいであげる（±風を当てる）のが、一番効率的だったりします。水分が蒸発するときには多くの熱を奪います。100mLの汗を蒸発させれば1℃体温が下がります。これは0℃に冷やした水1,500mLを点滴するのと同じ効果です。だから熱中症では霧吹きで身体に水をかけるんですよね。

身体のもともとの役割である、バイキンと戦うため寒気がして熱を上

質疑応答

教えて！上田先生

223

げる、あるいは発汗して熱を下げる、を妨げないように、解熱薬とクーリングはタイミングが大事であると思います。

Q 菌血症で熱が出ないことはありますか？

A あります。熱は感染に対して頑張っている証拠でしたよね。菌血症に対して身体が頑張る余裕がない場合、発熱はせず、むしろ低体温になることもあります。その場合は死亡率が高いです。また感染症による発熱は、熱が出て、熱が下がってを繰り返すことが多いです。つまり、体温を測ったときがたまたま解熱していたとき、という可能性もあります。

Q 脱水の観察所見が知りたいです。

A 脱水は血管内脱水と細胞内脱水とに分けられます。血管内脱水は循環血漿量が足りてないタイプで、立ちくらみ、起立性低血圧で見つけることができます。一方、細胞内脱水は血液検査で高ナトリウム血症や血漿浸透圧上昇が特徴とされますが、観察項目としては腋の乾燥が最も大切です[12]。

腋の乾燥は、昔はガーゼに汗を吸わせて重さを測ったらしいですけれど、今は腋を触った感覚で決めて OK となっています。ちょっと抵抗があるかもしれませんけど、とても使える所見です。脱水所見が診察で分かるほどであれば、点滴で脱水補正が必要なことが多いです。

Q 食事・水分摂取が困難な患者さんです。膀胱内に溜まっている尿が明らかに少ない場合、点滴をしながら自然排尿を待つべきか、それとも導尿するべきかという時間の目安はありますか？

A これは簡単なようで、実は難しい質問です。尿が少ない場合は尿が少ない理由を考えるべきです。急に尿量が減った場合、多いのは尿閉と脱水です。ここでは尿閉はないという前提ですので、脱水が最も考えられます。なお、尿閉がない場合、つまり膀胱内に尿が少ない場合、導尿すべき理由はありません。

尿量は1日最低400mL必要であるという簡単なルールがあります。1日400mLないと不要な尿毒素が身体に溜まっていくので、この尿量が乏尿の基準として定められています。ですから1日尿量が400mLを超えるように必要に応じて点滴をするというのが医学的に正しいのかもしれませんが、高齢者の場合は点滴の苦痛を課すべきかを考えて、あえて乏尿を許容することもあると思います。

次に、どのくらいの時間、自尿がなければ導尿すべきかどうかを考えてみましょう。膀胱容量500mLが導尿すべき一つの目安でした。もし、もともと尿道バルーンを留置していて1日尿量が1,500mLと分かっていたら、8時間無尿ならば500mL溜まっているはずですので、8時間ごとに導尿するのが目安となります。高齢者でも常食を摂取するような方の平均尿量は1,637mLという報告があり、各勤務帯に排尿がなければ導尿という指示が多いことと思います[13]。

しかし、今回は経口摂取が不十分とのことですから、例えば1日尿量が500mLしかない状態だったら24時間待ってもよいことになります。つまり、導尿すべきかどうかは時間ではなくて膀胱容量が500mLを超えるかどうかで決めるべきなんです。でも、これも簡単にはいかなくて、

もともと尿道バルーン留置前に尿が1,500mL溜まっている人だったら（慢性的に尿閉がある場合）、膀胱内に尿が500mL溜まったからといって慌てて導尿する必要もありませんよね。そのような場合は、例えば1,000mLぐらいまで尿が溜まるまで我慢することもあります。逆に慢性膀胱炎で膀胱が小さく堅くなってしまうと（低コンプライアンス膀胱と言います）、ちょっと尿が溜まるだけですぐに膀胱内圧が高くなってしまうので、200mLぐらいで導尿しないと水腎症や腎不全になってしまう人もいます。だんだんややこしくなってきましたね。とりあえず導尿するタイミングは膀胱容量500mLを目安ということを覚えておいてください。

Q 尿路感染症を繰り返す患者さんです。2回/週の導尿でいつも残尿が約100mLで、最終尿にはカスのようなものが出ています。尿路感染症を繰り返すのは残尿が原因ですか？

A 残尿だけが原因とは言えませんが、残尿が多いことが尿路感染症のリスクになっているとは思います。残尿を減らすための投薬を検討してよいと思われる状況ですね。

なお、間欠的導尿が尿路感染症を助長させている可能性も考えられます。導尿すると1回当たり1〜5％の細菌尿のリスクとなるとされます。導尿で尿道も傷つくので前立腺炎のリスクにもなります。問題となっているのは腎盂腎炎だと思いますが、腎盂腎炎になるにはバイキンが2つの関門を超えなければいけません。1つ目が尿道を超えて膀胱に入ること。導尿するとこの1つ目の関門がなくなってしまうことが問題なんです。2つ目の関門は尿管で、膀胱から腎盂へ逆流する場所です。2つ目の関門の方がおそらくバイキンにとっては超えにくいものと思われます

が、尿閉になって膀胱内圧が上昇すると、いとも簡単に膀胱から腎盂へ尿が逆流し、関門を超えてしまいます。ですから導尿の意義は1つ目の関門を壊してしまっても、2つ目の関門を守ることにあります。2つ目の関門が壊れるかどうかは膀胱容量500mLが目安となります。

今回はそれを超えていませんし、超えていたとしても週に2回の間欠的導尿で膀胱容量を常に500mL以下に保てることはないでしょう。ですから、この間欠的導尿の意義を見直す時期に来ているのかもしれません。主治医に相談してもよいかもしれないですね。おそらく本格的な尿閉になっていないかのモニタリングということか、沈殿物がつまることで本格的な尿閉になったことがあるため、やむを得ず導尿しているなどの理由かと思いますが、ほかの解決策が見つかるかもしれません。

Q 呼吸数の測定が大事とのことですが、バイタルサインの測定時に毎回測った方がよいですか？ 何回以上を異常だと考えればよいですか？

A 呼吸数は重要です。しかし、毎回呼吸数の記録を全員に残すことは現実的に大変だと思います。だからある程度、測定する人を絞ってもいいかもしれません。

最低限、心不全や肺炎など呼吸が速くなる病気の場合は治療過程の呼吸数を常にチェックすべきと思います。また状態がおかしいと思ったときは呼吸数のチェックが必須です。通常呼吸数は20回/分までを正常としています。ただ高齢者では呼吸が浅く速い人も多く、普段から30回/分近い方もいます。そこで、高齢者では入所時や入院時に一度はその人の普段の呼吸数を記録するようにしています。そうすることで、何かおかしい、と思ったときに呼吸数が速くなっているのか、もともと速いだ

質疑応答

教えて！上田先生

けなのかがすぐに判断できます。

　落ち着いている方の呼吸数を毎回チェックするのは必要ないかもしれません。ただ、慣れるまでは練習のため30秒間全員の呼吸数を数えてみてほしいとは思います。慣れてきたら、呼吸を患者さんと合わせて一緒に呼吸することで速いかどうか分かるようになります。「速いかな？」と気付けば、呼吸数を測定するようにする。それだけでも十分呼吸の異常に気付けるようになると思います。

Q 低血糖＝意識障害、昏睡というイメージだったのですが、興奮することもあるのですか？　どういうレベルの低血糖でそういった状態になるのですか？

A 血糖が下がると、まずこれ以上低血糖にならないように交感神経が頑張ります。カテコラミンなどが出て、血糖を上げようとします。そのときに興奮します。交感神経は戦うための自律神経というイメージです。心臓は強く速く動き、動悸がします。武者震いのように振戦することもあります。頭は冴えわたり、俊敏な動きができるようにしています。だから気持ちが高まって興奮します。これよりも低血糖が進行すると頭が頑張れなくなり、意識障害・昏睡となるのが典型的です。ただ、糖尿病患者では自律神経障害のため交感神経が頑張れないことが多いため、低血糖でも交感神経刺激の症状を認めるとは限らず、いきなり昏睡ということもよくあります。

Q 高齢者の転倒時の対応についてです。激痛がなければベッドや車椅子に移乗させて、落ち着いてからバイタルサインを測ればよいと思うのですが、動かすことに慎重になった方がよい状況や症例は

ありますか? 何が何でもバイタルサイン測定が先ですか?

A まず、バイタルサインを測定することのメリットは2点あります。1つ目は転倒した理由が失神だった場合、時間が経ってからでは血圧が下がったり脈が遅くなっているなどの証拠がなくなってしまう恐れがあること。2つ目は血圧が下がっていた場合、車椅子に移乗させることで余計に血圧が下がるリスクがありますが、最初に血圧を測っていれば、そのようなリスクに気付けることです。ですから、可能ならばバイタルサインを最初に確認したいですが、転倒したらとりあえずベッドに横になってもらうというのは現実的な対応であるとは思います。ただ車椅子(端坐位)はちょっと要注意で、車椅子に座らせたら血圧が下がってもう一度失神する、ということがあります。血圧計が手元にない場合は、とりあえず脈をみて血圧が保たれていそうか、脈拍数は速いか遅いか、あるいは不整になっていないか、を確認しておきます。

Q 高齢者でバイタルサインはいつもと変わりないけれど、「何となくいつもと違う」「元気がない」場合、どのようなことに気を付けるべきですか?

A いくつかのことが考えられます。1つ目はレビー小体型認知症で、睡眠リズムが崩れてしまい、昼間に突然寝てしまったりしますが、また覚醒します。今まで同じようなことを繰り返していることが診断に大事ですが、幻視で子どもなどが見えることがあれば、この病気を強く疑うことができます。これは原因として多いと思います。2つ目は興奮しないせん妄、低活動性せん妄です。これはほかの病気がないことを確認しないと診断できませんが、ありとあらゆる病気が元気をなくさせるので、どこまでほかの病気を探すのか悩んでしまいます。ただ、

特に重要だと思うものは、急に状態が悪くなる病気だけど、簡単に診断できて、すぐに見つければ治すことができる、という意味で低血糖症ですね。そこで糖尿病の薬を使っている患者さんなどでは、血糖だけはチェックしておくのが無難です。

　最後に、非痙攣性てんかん重積発作というのがあります。これは痙攣していなさそうなのに、てんかん発作というものです。てんかんの既往がある患者さんや脳卒中後に多いですが、高齢者ではこれらの既往がなくても起こることがあります。時々目が横を向いている共同偏視が出ることがあります。身体がわずかにピクピクしていたり、力が入っている様子が分かることもあります。そのようなことに気付いたら動画を残してもらえると、診断にとても役立ちます。

Q 腹水と肥満はどう区別したらよいですか？　確定診断はエコーですか？

A お腹が張っている場合には腹水、肥満、ガス、便秘、腫瘤、妊娠の6つを考えます。ガスは打診で鼓音なので分かりやすいですね。腹水ではお腹の真ん中に腸管ガスが溜まるので、真ん中の方が鼓音、脇腹は濁音となります（側腹部濁音）。水は重力に従って動くので、側臥位になったときにはこの鼓音と濁音の境界が変わります（濁音移動）。これが確認できれば腹水の可能性が高まります。側腹部を叩いて、逆の側腹部に波動が伝われば腹水と考える方法があります。ただし、波動は腹水だけではなく腹壁から伝わることもあるので、お腹の真ん中に患者さんの手を置いてもらい、腹壁が揺れないようにしてもらう必要があります。

　あとは見た目です。患者さんの横から見て、全体が張るのが腹水や肥

満ですが、下腹部だけであれば腫瘤です。腫瘤というのは膀胱とか卵巣癌とかですね。そして腹水の場合は水が臍の中にまで入り込むので出べそになりやすいとされます。肥満では出べそにならないです。これらの方法である程度は原因を絞れますが、最終的にはエコー検査で確認することにはなります。

腹水の診断

	感度	特異度
腹部膨隆	81（69〜93）	59（50〜68）
側腹部濁音	84（68〜100）	59（47〜71）
濁音移動	77（64〜90）	72（63〜81）
波動触知	62（47〜77）	90（84〜96）

［Williams JW Jr, Simel DL. JAMA. 267（19）, 1992, 2645-8 より］

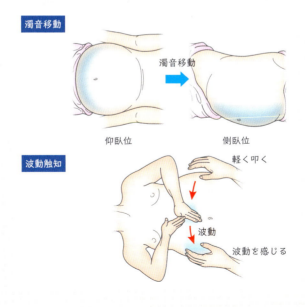

References
引用・参考文献

1) Tokuda Y, et al. The degree of chills for risk of bacteremia in acute febrile illness. Am J Med. 118（12）, 2005, 1417.

2) Komatsu T, et al. A simple algorithm for predicting bacteremia using food consumption and shaking chills : a prospective observational study. J Hosp Med. 12（7）, 2017, 510-5.

3) Galizia G, et al. Counteracting effect of supine leg resistance exercise on systolic orthostatic hypotension in older adults. J Am Geriatr Soc. 61（7）, 2013, 1152-7.

4) Vaitkevicius PV, et al. Frequency and importance of postprandial blood pressure reduction in elderly nursing-home patients. Ann Intern Med. 115（11）, 1991, 865-70.

5) Puisieux F, et al. Ambulatory blood pressure monitoring and postprandial hypotension in elderly persons with falls or syncopes. J Gerontol A Biol Sci Med Sci. 55（9）, 2000, M535-40.

6) Qiao W, et al. Acarbose, the α-glucosidase inhibitor, attenuates the blood pressure and splanchnic blood flow responses to meal in elderly patients with postprandial hypotension concomitant with abnormal glucose metabolism. Blood Press Monit. 21（1）, 2016, 38-42.

7) Andrews J, et al. Nonpharmacologic airway clearance techniques in hospitalized patients : a systematic review. Respir Care. 58（12）, 2013, 2160-86.

8) Yousefnia-Darzi F, et al. Effects of thoracic squeezing on airway secretion removal in mechanically ventilated patients. Iran J Nurs Midwifery Res. 21（3）, 2016, 337-42.

9) Hersch M, et al. Effect of intravenous propacetamol on blood pressure in febrile critically ill patients. Pharmacotherapy. 28（10）, 2008, 1205-10.

10) Dallimore J1, et al. Effect of active temperature management on mortality in intensive care unit patients. Crit Care Resusc. 20（2）, 2018, 150-63.

11) Schortgen F, et al. Fever control using external cooling in septic shock : a randomized controlled trial. Am J Respir Crit Care Med. 185（10）, 2012, 1088-95.

12) Hooper L, et al. Clinical symptoms, signs and tests for identification of impending and current water-loss dehydration in older people. Cochrane Database Syst Rev.（4）, 2015, CD009647.

13) 大菅洋子. 高齢者の食生活調査：食事摂取量，水分補給量，排泄量について. 富山短期大学紀要. 36, 2001, 105-113.

14) Williams JW Jr, Simel DL. The rational clinical examination. Does this patient have ascites? How to divine fluid in the abdomen. JAMA. 267 (19), 1992, 2645-8.

Index
索引

あ行

赤ら顔……………………………… 157
アテローム血栓性脳梗塞…………… 207
アナフィラキシーショック……… 64, 221
意識……………………………… 12
　──障害……… 27, 41, 42, 154, 197, 228
異所性妊娠……………………… 16
痛み……………………………… 12
インサイド・キックの肢位………… 181
ウィーズ　→　wheeze
腕回し試験……………………… 210
エストロゲン…………………… 156
黄疸……………………………… 157
悪寒戦慄………………………… 145, 216

か行

踵落とし試験…………………… 138
拡張期血圧…………………… 19, 175
下肢挙上………………………… 25
下肢短縮………………………… 181
片麻痺………………………… 202, 208
喀血……………………………… 89
カテーテル関連血流感染症……… 151
肝叩打痛………………………… 150
肝硬変…………………………… 155
肝疾患…………………………… 154
間質性肺炎……………………… 78
肝性脳症………………………… 156
肝臓……………………………… 154
感度……………………………… 32
気管支喘息……………………… 91

気管短縮………………………… 93
気胸……………………………… 82
　緊張性──…………………… 115
偽痛風…………………………… 153
機能性雑音……………………… 102
吸気時喘鳴……………………… 63
吸気努力………………………… 66
急性出血………………………… 18
急性虫垂炎……………………… 139
吸痰………………………… 81, 82, 220
胸骨圧迫………………………… 68
胸水……………………………… 82
共同偏視………………………… 230
胸膜……………………………… 135
起立試験……………………… 21, 174
起立性低血圧……… 22, 171, 172, 218, 224
起立性変化……………………… 20
菌血症………………… 146, 216, 224
筋性防御………………………… 136
緊張性気胸……………………… 115
クーリング……………………… 223
口すぼめ呼吸…………………… 71
クラミドフィラ肺炎…………… 50
頸静脈…………………………… 113
　──圧………………………… 114
頸動脈拍動……………………… 15
痙攣………………………… 196, 206
外科腹…………………………… 135
血圧………………… 11, 16, 229
　拡張期──………………… 19, 175
　高──………………………… 220
　収縮期──………………… 19, 175

低―― ………………………… 18, 34, 42, 217
解熱薬 ……………………………… 222, 223
下痢 ……………………………………… 152
構音障害 ………………………………… 206
交感神経刺激症状 ……………………… 19
抗菌薬 …………………………………… 46
高血圧 …………………………………… 220
高体温 …………………………………… 42
高齢者 …… 51, 148, 152, 165, 170, 205, 227,
228, 230
　　――の失神 …………………… 172, 219
　　――の転倒 ………………………… 170
　　――のバイタルサイン …………… 51
誤嚥性肺炎 …………… 62, 74, 81, 152
コースクラックル　→　水泡音
鼓音 ……………………………… 83, 230
呼気時喘鳴 ……………………………… 67
呼吸
　　――数 ………… 11, 31, 48, 52, 227
　　――リズム ………………………… 35
　　口すぼめ―― ……………………… 71
　　失調性―― ………………………… 37
　　チェーンストークス―― ………… 36
　　頻―― ………………… 34, 42, 53
呼吸音 …………………………………… 81
　　――低下 …………………………… 82
骨粗鬆症 ………………………………… 177

さ行

細菌尿 …………………………………… 226
在宅酸素 ………………………………… 80
サチュレーション ……………… 11, 55
撮空模床 ………………………………… 190
残尿 …………………………… 166, 226
失神 …………… 171, 206, 218, 229
　　高齢者の―― ……………… 172, 219
　　神経介在性―― …………… 172, 219
　　心原性―― ………………… 172, 218

失調性呼吸 ……………………………… 37
自尿 ……………………………………… 225
収縮期血圧 …………………… 19, 175
収縮期雑音 ……………………………… 100
重症度 …………………………………… 50
手掌紅斑 ………………………………… 157
出血 …………………………… 16, 175
　　――性ショック …………………… 22
　　急性―― …………………………… 18
腫瘍 ……………………………………… 230
循環血漿量減少 ……………… 175, 224
上気道閉塞 ……………………………… 63
食後低血圧 ……………………………… 219
触診 ……………………………………… 132
褥瘡 ……………………………………… 153
女性化乳房 ……………………………… 157
ショック ……………………… 13, 18
　　――指数 …………………………… 22
　　――の5P …………………………… 14
　　出血性―― ………………………… 22
　　アナフィラキシー―― ………… 64, 221
自律神経障害 …………… 176, 217, 218, 228
腎盂腎炎 ……………… 149, 166, 226
心窩部痛 ………………… 39, 133, 141
心筋梗塞 ………………… 39, 144, 194
神経介在性失神 ……………… 172, 219
神経疾患 ………………………………… 217
心原性失神 …………………… 172, 218
心原性脳塞栓症 ………………………… 207
腎叩打痛 ………………………………… 150
心雑音 …………………………………… 100
　　――の聴取部位 …………………… 103
　　機能性―― ………………………… 102
　　収縮期―― ………………………… 100
心室細動 ………………………………… 197
振戦 …………………………… 194, 195
心濁音界消失 …………………………… 95
心タンポナーデ ………………………… 115

235

心肺蘇生	68	——移動	230
心拍数	127, 175	側腹部——	230
——コントロール	126	打診	83, 95, 230
深部静脈血栓	153	——の仕方	86
心不全	37, 48, 78, 91, 114, 118, 123, 222, 227	聴性——	161, 182, 203
心房細動	124, 220	脱水	118, 175, 223, 224, 225
水腎症	162, 226	タッピング・ペイン	136
水泡音	72, 77	脱力	206
ストライダー → stridor		胆管炎	149
ストレッチャーサイン	140	断続性ラ音	72
声音振盪	84	胆道感染症	148, 152
脆弱性骨折	177	胆嚢炎	39, 149
精巣萎縮	157	チェーンストークス呼吸	36
脊椎圧迫骨折	177	恥骨上聴性打診	163
無症候性——	179	中殿筋	181
喘鳴		聴診	74
吸気時——	63	聴性打診	161, 182, 203
呼気時——	67	恥骨上——	163
せん妄	154, 188, 229	腸閉塞	131, 162
——の診断基準	189	低活動性せん妄	190, 229
低活動性——	190, 229	低血圧	18, 34, 42, 217
前立腺炎	226	起立性——	22, 171, 172, 218, 224
捜衣模床	190	食後——	219
臓器障害	27, 220	低血糖	195, 228, 230
相対性徐脈	50	低コンプライアンス膀胱	226
僧帽弁閉鎖不全症	104	低酸素血症	34
側腹部濁音	230	低体温	42, 224
		滴状心	95
た行		デッドクロス	25
		てんかん	230
体位ドレナージ	82, 89, 221	転倒	170, 228
体温	11	高齢者の——	170
高——	42	橈骨遠位端骨折	177
大腿頸部骨折	177, 180	橈骨動脈拍動	14
大腿動脈拍動	14	導尿	160, 165, 225, 226
大転子	180	糖尿病	228, 230
大動脈弁狭窄症	100, 104	特異度	32
濁音	83, 230		

ドクターコール……… 24, 82, 83, 150, 192, 217, 221

な行

何となくおかしい（元気がない） 198, 229
日没症候群…………………………… 194
尿意………………………………… 162
尿管結石…………………………… 144
尿閉………………………… 165, 225
　不完全——…………………… 165
尿量………………………………… 13
　——低下…………………………… 27
尿路感染…… 41, 47, 148, 152, 160, 165, 226
認知機能低下……………………… 193
認知症……………………… 193, 201
捻髪音………………………… 72, 78
脳梗塞……………………… 125, 205
　アテローム血栓性——………… 207
脳卒中……………………………… 205

は行

肺炎………… 31, 41, 46, 77, 78, 152, 227
　間質性——………………………… 78
　クラミドフィラ——……………… 50
　誤嚥性——………… 62, 74, 81, 152
　レジオネラ——…………………… 50
肺気腫………………………………… 82
敗血症………………………………… 44
　——の基準………………………… 44
　——の生存率……………………… 43
肺水腫…………………………… 77, 114
肺塞栓………………………………… 115
バイタルサイン……… 11, 197, 216, 229
　高齢者の——……………………… 51
排痰…………………………………… 89
肺の過膨脹…………………………… 91
ハイムリック法……………………… 70
肺葉…………………………………… 75

発熱…………………………………… 41
　入院中の——………………… 152, 216
羽ばたき振戦………………………… 158
バレー試験…………………………… 209
斑状皮疹……………………………… 28
反跳痛………………………………… 136
非痙攣性てんかん重積発作………… 230
脾腫…………………………………… 156
皮膚所見……………………………… 27
肥満…………………………………… 230
冷や汗………………………… 141, 194, 195
頻呼吸…………………………… 34, 42, 53
頻脈………………………………… 19, 34
ファインクラックル　→　捻髪音
不完全尿閉…………………………… 165
副作用（薬物）……………………… 195
腹水………………………… 156, 162, 230
腹痛…………………………………… 130
腹部頸静脈逆流……………………… 122
腹部膨満……………………………… 131
腹膜炎………………………………… 134
腹膜刺激徴候………………………… 136
浮腫…………………………………… 157
不整脈………………………………… 172
膀胱
　——容積………………………… 162
　低コンプライアンス——……… 226
歩行障害……………………………… 201
発作性上室頻拍……………………… 69

ま行

末梢気道閉塞………………………… 67
末梢血管抵抗………………………… 20
末梢動脈収縮………………………… 19
慢性硬膜下血腫……………………… 201
慢性閉塞性肺疾患………… 71, 79, 91, 95
脈…………………………………… 197
脈圧…………………………………… 19

237

脈拍触知······ 14	腋の乾燥······ 224
脈拍数······ 11, 127, 175, 217, 219	

英数・欧文

無気肺······ 82, 88, 221	6D ······ 152
無症候性脊椎圧迫骨折······ 179	*Clostridioides difficile* 感染 ······ 152
迷走神経反射······ 25	CO_2 ナルコーシス······ 95, 159
めまい······ 206	coarse crackles → 水泡音
毛細血管再充満時間······ 28	confusion assessment method（CAM）
	······ 189

や行

薬剤熱······ 152	COPD → 慢性閉塞性肺疾患
夕暮れ症候群······ 194	cough CPR ······ 69
尤度比······ 125	crackle ······ 72
指折り試験······ 210	CVA 叩打痛 ······ 150
指回し試験······ 210	early inspiratory crackles ······ 79
	early warning scores ······ 54

ら行

	fine crackles → 捻髪音
ラ音······ 63	holo-inspiratory crackles ······ 77
断続性——······ 72	late-inspiratory crackles ······ 78
連続性——······ 62, 91	mottling ······ 28
ラクナ梗塞······ 207	quick SOFA ······ 44
卵巣腫瘍······ 162	rate control → 心拍数コントロール
離脱症状······ 195	rattling ······ 220, 221
輪状軟骨······ 93	rhonchi ······ 63
レジオネラ肺炎······ 50	SOFA スコア ······ 44
レビー小体型認知症······ 229	stridor ······ 63, 220
連続性ラ音······ 62, 91	wheeze ······ 63, 67, 71
ロンカイ → rhonchi	

◆謝辞

　写真ならびに音源の提供にご協力いただきました以下の皆さまに感謝申し上げます。

洛和会丸太町病院　救急・総合診療科

　吉川聡司 医師、阿部昌文 医師、三枝万紗 医師、羽賀大貴 医師

●著者紹介

上田剛士（うえだ　たけし）

洛和会丸太町病院 救急・総合診療科 部長

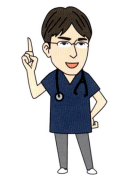

2002 年 3 月　　名古屋大学医学部卒業
2002 年 4 月　　名古屋掖済会病院
2005 年 5 月　　京都医療センター総合内科
2006 年 6 月　　洛和会音羽病院総合診療科
2012 年 4 月　　洛和会丸太町病院救急・総合診療科 医長
2018 年 4 月　　同 部長

日本内科学会認定内科医／指導医、総合内科専門医、日本救急医学会救急科専門医、
日本救急医学会認定コースディレクター、JMECC インストラクター、臨床研修指導医

【専門】
内科全般、救急医学

【主な著作】
- 「ジェネラリストのための内科診断リファレンス：エビデンスに基づく究極の診断学をめざして」（2014 年、医学書院）
- 「高齢者診療で身体診察を強力な武器にするためのエビデンス」（2014 年、シーニュ）
- 「非器質性・心因性疾患を身体診察で診断するためのエビデンス」（2015 年、シーニュ）
- 「Dr. たけしの本当にスゴい症候診断」［DVD］（2015 年、ケアネット）
- 「Dr. たけしの本当にスゴい症候診断 2」［DVD］（2016 年、ケアネット）
- 「Dr. たけしの本当にスゴい症候診断 3」［DVD］（2017 年、ケアネット）
- 「日常診療に潜むクスリのリスク：臨床医のための薬物有害反応の知識」（2017 年、医学書院）
- 「Dr. たけしの本当にスゴい高齢者身体診察」［DVD］（2019 年、ケアネット）

メディカのセミナー濃縮ライブシリーズ
Dr. 上田の もうダマされない身体診察
ーバイタルサインのみかたとフィジカルアセスメント

2019年10月5日発行　第1版第1刷
2023年4月30日発行　第1版第4刷

著　者　上田　剛士

発行者　長谷川　翔

発行所　株式会社メディカ出版
　　　　〒532-8588
　　　　大阪市淀川区宮原3－4－30
　　　　ニッセイ新大阪ビル16F
　　　　https://www.medica.co.jp/

編集担当　木村有希子／海野友美子
装　幀　市川　竜
表紙イラスト　ホンマヨウヘイ
本文イラスト　スタジオ・エイト／ホンマヨウヘイ
印刷・製本　株式会社NPCコーポレーション

© Takeshi UEDA, 2019

本書の複製権・翻訳権・翻案権・上映権・譲渡権・公衆送信権
（送信可能化権を含む）は、（株）メディカ出版が保有します。

ISBN978-4-8404-6927-2　　　Printed and bound in Japan

当社出版物に関する各種お問い合わせ先（受付時間：平日9：00〜17：00）
●編集内容については、編集局 06-6398-5048
●ご注文・不良品（乱丁・落丁）については、お客様センター 0120-276-115